Compreendendo a
depressão infantil

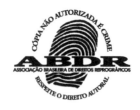

Dados Internacionais de Catalogação na Publicação (CIP)
(Câmara Brasileira do Livro, SP, Brasil)

Cruvinel, Miriam
　Compreendendo a depressão infantil / Miriam
Cruvinel, Evely Boruchovitch. – Petrópolis, RJ: Vozes, 2014.

Bibliografia.

5ª reimpressão, 2022.

ISBN 978-85-326-4699-6

　1. Depressão em crianças　2. Depressão na adolescência
I. Boruchovitch, Evely.　II. Título.

	CDD-618.928527
13.11078	NLM-WS 350

Índices para catálogo sistemático:
1. Depressão em crianças : Medicina
618.928527
2. Depressão na adolescência : Medicina
618.928527

Miriam Cruvinel
Evely Boruchovitch

Compreendendo a
depressão infantil

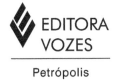

Petrópolis

© 2014, Editora Vozes Ltda.
Rua Frei Luís, 100
25689-900 Petrópolis, RJ
www.vozes.com.br
Brasil

Todos os direitos reservados. Nenhuma parte desta obra poderá ser reproduzida ou transmitida por qualquer forma e/ou quaisquer meios (eletrônico ou mecânico, incluindo fotocópia e gravação) ou arquivada em qualquer sistema ou banco de dados sem permissão escrita da editora.

CONSELHO EDITORIAL

Diretor
Gilberto Gonçalves Garcia

Editores
Aline dos Santos Carneiro
Edrian Josué Pasini
Marilac Loraine Oleniki
Welder Lancieri Marchini

Conselheiros
Francisco Morás
Ludovico Garmus
Teobaldo Heidemann
Volney J. Berkenbrock

Secretário executivo
Leonardo A.R.T. dos Santos

Editoração: Fernando Sergio Olivetti da Rocha
Diagramação: Victor Mauricio Bello
Capa: Aquarella Comunicação Integrada

ISBN 978-85-326-4699-6

Este livro foi composto e impresso pela Editora Vozes Ltda.

Sumário

Apresentação, 7

1 A depressão em crianças, 11
 O que é depressão infantil?, 11
 Como a depressão infantil vem sendo identificada?, 16
 Quais são os fatores que contribuem para o surgimento da depressão na criança?, 18
 Qual é a taxa de prevalência de depressão em crianças e adolescentes?, 21

2 Principais modelos teóricos da depressão: uma breve descrição, 31

3 Autorregulação emocional em crianças com sintomas depressivos, 39
 Como as crianças com sintomatologia depressiva lidam com suas emoções?, 46

4 Os sintomas de depressão infantil e o ambiente familiar, 51
 Aspectos familiares envolvidos na depressão infantil, 51

5 Depressão na infância e sua relação com a aprendizagem, 61

Considerações finais, 71

Referências, 77

Apresentação

A depressão apresenta-se hoje como um transtorno do humor bastante comum entre as crianças. Tendo em vista sua importância, o campo da depressão infantil tem se desenvolvido de forma expressiva nos últimos anos, e os estudos, nacionais e internacionais, que investigam o assunto confirmam que a depressão na infância não se manifesta isoladamente, mas vem associada a uma série de outros prejuízos, principalmente problemas na esfera comportamental, familiar, social e escolar. Nesse sentido, o livro *Compreendendo a depressão infantil* contempla uma variedade de informações, pautadas em pesquisas, a respeito da depressão na infância e de alguns problemas que costumam ocorrer durante uma fase depressiva.

No capítulo 1, "A depressão em crianças", o leitor encontrará uma descrição geral e contextualização da depressão infantil. São discutidas algumas questões como definição e conceito, critérios de diagnóstico, sintomatologia e dados de prevalência na infância de acordo com o sexo e idade. Neste capítulo são relatados também os principais fatores de risco, no contexto familiar e escolar, que contribuem para o surgimento da depressão nessa faixa etária.

Como a depressão pode ser compreendida e interpretada por diversas perspectivas ou teorias, no segundo capítulo é apresentada uma rápida descrição dos principais modelos explicativos da depressão, partindo de um enfoque de depressão no adulto. Algumas contribuições dos modelos biológico, comportamental, cognitivo e psicanalítico da depressão são abordadas.

Considerando a relevância da regulação emocional para o desenvolvimento afetivo saudável, no capítulo 3, o conceito de autorregulação emocional é apresentado segundo o modelo da psicologia cognitiva. Em seguida, tenta-se responder como as crianças com sintomas depressivos lidam com algumas emoções como raiva, medo, tristeza e alegria. A importância de desenvolver, nessas crianças, habilidades de percepção da emoção, monitoramento e o controle das diferentes emoções é destacada.

As relações familiares e a postura dos pais também são variáveis associadas ao ajustamento emocional, estreitamente relacionadas à sintomatologia depressiva. Sabe-se que um dos fatores de risco para o surgimento da depressão na criança é sua convivência familiar, que nesses casos é caracterizada por uma rotina de conflitos, críticas, atitudes de hostilidade, bem como psicopatologia de um dos pais. O capítulo 4 trata dos aspectos familiares relacionados à depressão e a importância de alguns comportamentos dos pais frente aos seus filhos.

Outro tema de destaque quando se aborda a depressão na infância é a associação entre sintomas depressivos e aprendizagem. À luz da Psicologia cognitiva, baseada na Teoria do Processamento da Informação, o capítulo 5 oferece informações e levanta hipóteses acerca da relação entre a presença de depressão e o desempenho escolar, e, mais especificamente, da relação entre sintomatologia depressiva e o emprego de estratégias de aprendizagem.

A obra é, sem dúvida, uma contribuição valiosa para o avanço do conhecimento do assunto e pode ser considerada uma leitura indispensável aos profissionais de diferentes áreas de atuação e para todos aqueles que se interessam pela saúde mental da criança. Espera-se que o livro possa não só auxiliar profissionais e familiares a respeito dos transtornos depressivos, ainda tão pouco diagnosticados na infância, cujo reconhecimento precoce é essencial, mas também que o seu conteúdo sirva de alerta, conscientizando e encorajando as pessoas a procurarem ajuda especializada sempre que necessário.

Miriam Cruvinel
Evely Boruchovitch

1
A depressão em crianças

O que é depressão infantil?

Rafael, de 8 anos de idade, queixa-se de desânimo, falta de energia e cansaço. Tem uma expressão de tristeza e apatia, não tem interesse por atividades que para os outros meninos são prazerosas, como jogar futebol, brincar com os amigos e jogar videogame. Nas últimas semanas teve uma diminuição no apetite e, consequentemente, perdeu peso. Também neste período passou a dormir mais do que o habitual. Na escola, não consegue manter sua atenção e concentração, o que levou a uma queda em seu rendimento escolar. Em alguns momentos apresenta comportamentos de irritabilidade e agressividade.

Quando se fala em depressão infantil logo se imagina uma criança com comportamentos semelhantes aos apresentados por Rafael; no entanto, na maior parte das ocasiões não é fácil fazer um diagnóstico de depressão. Muitas vezes a depressão é vista como sinônimo de tristeza e infelicidade. Apesar de a tristeza ser um sintoma relevante para a identificação da doença, a presença desse sentimento isoladamente não garante um diagnóstico de depressão. Sentimentos de tristeza são reações afetivas normais, temporárias e não é necessário tratamento. A tristeza pode indicar a presença de algum problema na criança, dependendo da intensidade, persistência e também da presença de sintomas associados. É importante esclarecer que, no caso da depressão, a sintomatologia pode ser agrupada em sintomas cognitivos, afetivos, comportamentais e físicos. Enquanto as mudanças cognitivas estão relacionadas a uma visão negativa de si mesmo, do mundo e do futuro, incluindo autocrítica, desesperança, pessimismo, dificuldade de concentração e pensamentos de morte, alterações comportamentais referem-se ao afastamento social, falta de prazer e interesse pelas pessoas e atividades e apatia. Os sintomas afetivos da depressão relacionam-se ao sentimento de tristeza, irritabilidade e a presença de emoções como culpa, raiva e ansiedade. Já os físicos estão associados às alterações no sono, apetite e cansaço (GREENBERGER & PADESKY, 1999; BECK, 1997). Essas mudanças normalmente acarretam um prejuízo significativo na vida da pessoa, afetando o comportamento da criança em casa, na escola e com os amigos.

Como uma maneira de facilitar a identificação de crianças depressivas, profissionais da saúde e pesquisadores buscam auxílio em manuais de diagnóstico. Dentre os mais mencionados está o Manual Diagnóstico e Estatístico de Transtornos Mentais – DSM-IV TRTM (2002) e a Classificação Estatística Internacional de Doenças e Problemas relacionados à Saúde – CID-10 (1993). O Manual Diagnóstico e Estatístico de Transtornos Mentais – DSM-IV TRTM (2002), publicado pela American Psychiatric Association, é a classificação mais utilizada no meio científico e clínico para a caracterização de transtornos psiquiátricos, dentre eles a depressão.

No manual, os Transtornos do Humor são divididos em Transtornos Depressivos, Transtornos Bipolares e outros Transtornos do Humor causados por uma condição médica ou induzidos por substância. Os Transtornos Depressivos, por sua vez, estão classificados em Depressão Maior, Distimia e Transtorno Depressivo sem outra especificação.

O Transtorno Depressivo Maior se caracteriza por um ou mais Episódios Depressivos Maiores. Para o diagnóstico de um Episódio Depressivo Maior é necessário que o indivíduo apresente, durante pelo menos duas semanas, cinco ou mais dos sintomas listados a seguir:

1) Alteração no humor: o humor é descrito pelo indivíduo como "deprimido, triste, desesperançado, desencorajado ou na fossa" (DSM-IV: 306). O humor deprimido deve ocorrer na maior parte do dia ou em quase todos os dias. Também pode se manifestar pelo sentimento de raiva e irritação, no qual o indivíduo passa a ter reações exageradas de ira, e a se frustrar facilmente por questões de pouca importância. Em crianças e adolescentes é comum a irritação e o comportamento "rabugento", ao invés do sentimento de tristeza.

2) Falta de prazer e interesse pela maioria das atividades: característica muito comum entre as pessoas depressivas. Tarefas anteriormente consideradas prazerosas e agradáveis passam a ser desinteressantes, acarretando em isolamento social ou negligência dessas atividades.

3) Mudança do apetite: manifesta-se pelo aumento ou diminuição do apetite. Normalmente, o apetite fica re-

duzido, causando uma queda considerável do peso. Em crianças, pode haver também uma dificuldade de se ganhar o peso adequado para sua idade.

4) Alteração de sono: a insônia tem sido mais mencionada pelos deprimidos, porém alguns se queixam de sonolência excessiva. É interessante notar que, muitas vezes, a perturbação do sono facilita a procura para um tratamento.

5) Alterações psicomotoras: podem incluir agitação excessiva ou retardo psicomotor. A agitação é observada pela incapacidade de ficar quieto, andar sem parar, mexer as mãos, puxar ou esfregar a pele, entre outros. Já a lentidão se manifesta pelo comportamento apático e pensamento vagaroso, pausas prolongadas antes de responder, diminuição do volume da fala ou mutismo.

6) Cansaço, fadiga e diminuição de energia: o indivíduo se queixa de extremo cansaço. Atividades simples que exigem pouco esforço são realizadas com dificuldade. Dependendo da intensidade da depressão, pode haver dificuldade na realização de atividades da vida diária, como tomar banho ou se vestir, entre outras.

7) Sentimento de desvalia ou culpa: incluem avaliações negativas e irrealistas de si mesmo, sentimentos de culpa ou ruminação pelos pequenos fracassos do passado. Tendem a interpretar eventos triviais ou neutros como evidências de defeitos pessoais e assumem exageradamente a responsabilidade pelas adversidades.

8) Prejuízo na capacidade de pensar, de se concentrar ou de tomar decisões: são frequentes queixas de distração

ou dificuldade de memória. Em crianças, a queda no rendimento escolar pode ser uma manifestação do problema de atenção.

9) Suicídio: o indivíduo pode apresentar pensamentos sobre morte, planejamento de atos suicidas e tentativas de suicídio. O que leva uma pessoa a cometer suicídio é o desejo de se livrar dos problemas considerados como insolúveis e o de acabar com um sentimento doloroso, muito comum entre os depressivos graves.

Além disso, para que seja considerado como de fato depressão, os sintomas devem causar sofrimento ou prejuízo no funcionamento do indivíduo, não devendo ser consequência de uso de substâncias como drogas, de algum tipo de medicamento, ou ainda decorrente de alguma condição médica adversa.

Conforme mencionado anteriormente nos estudos a respeito desse assunto, o diagnóstico da depressão infantil tem sido um dos maiores problemas. Apesar de no DSM não existir uma diferenciação quanto à depressão infantil e à depressão no adulto, ainda assim alguns autores discordam e afirmam que a sintomatologia da depressão na criança pode se manifestar de forma diferenciada e atípica em função de algumas variáveis como idade e fases do desenvolvimento. Já o manual menciona apenas algumas variações, caso a depressão ocorra em uma criança. Mais especificamente, as ressalvas referem-se à alteração do humor, do apetite e a dificuldade de concentração. Por exemplo, é frequente que uma criança apresente um humor irritável em vez de tristeza e melancolia. É comum o adolescente sentir tédio, sensação de vazio em vez de humor deprimido (WHITE, 1989). No que se refere à alteração de apetite, na criança com depressão existe a dificuldade para ganhar peso em função de uma queda no apetite e, quanto ao problema de concentração, este provavelmente será mais frequentemente observado na dificuldade para realizar as atividades escolares. Nota-se que, embora ainda existam controvérsias, prevalece atualmente a ideia de que os sintomas básicos da depressão são os mesmos para crianças e adolescentes, de forma que a depressão na população infantil pode ser diagnosticada pelos mesmos critérios que a depressão maior, no adulto (DSM-IV TRTM, 2002).

Como a depressão infantil vem sendo identificada?

Grande parte dos sintomas apresentados por alguém deprimido são sintomas internos. Por isso a depressão é considerada um problema de "*expressão internalizante*" (SIMÕES, 1999), uma vez que tristeza, baixa autoestima, falta de valor e desesperança são, frequentemente, de difícil observação por outras pessoas. Por ser a depressão um problema internalizante, seu principal impacto ocorre na própria criança e não nas pessoas que convivem com ela, dificultando o reconhecimento e tratamento da problemática (CALIL & PIRES, 2000; REYNOLDS & JOHNSTON, 1994). Em função disso, atualmente, há uma tendência em ter a criança como um importante informante de seus sentimentos, e os inventários e escalas de autoavaliação são vistos como instrumentos essenciais na identificação de problemas internalizantes (SIMÕES, 1999; PEREIRA & AMARAL, 2007). A dificuldade no diagnóstico fica mais acentuada diante da escassez de instrumentos de medida validados e adaptados para a população brasileira, tornando a investigação desses problemas ainda mais delicada e complexa.

Técnicas de observação, escalas e inventários de autoavaliação, entrevistas estruturadas e semiestruturadas têm sido amplamente utilizadas por pesquisadores para medir a ocorrência de sintomas depressivos em crianças e adolescentes (BAHLS, 2002a; CALDERARO & CARVALHO, 2005; PEREIRA, 2002; PEREIRA & AMARAL, 2004; ROCHA et al., 2006; TIMBREMONT; BRAET & DREESSEN, 2004; COUTINHO; CAROLINO & MEDEIROS, 2008). Nota-se que ainda não existe um único instrumento para avaliar todos os aspectos da depressão e as medidas existentes certamente apresentam suas vantagens e limitações. É importante ressaltar que as escalas e inventários empregados no rastreamento da depressão infantil não possuem a finalidade de fazer diagnóstico da depressão, mas têm como objetivo apenas identificar a sintomatologia depressiva, bem como detectar a severidade desses sintomas. Na prática clínica, o psicólogo que se depara com uma criança com sintomas depressivos deve realizar uma avaliação mais detalhada da sintomatologia, empregando alguns instrumentos de avaliação e, ao mesmo tempo, entrevistando não somente a criança, mas também seus pais e professores. A escolha dos instrumentos deve ser pautada pela necessidade e queixa de cada caso.

Cabe mencionar que somente com uma investigação cuidadosa é possível chegar ao diagnóstico, especialmente pelo fato de a depressão ter uma sintomatologia semelhante a outras problemáticas. No que se refere aos instrumentos de avaliação, o psicólogo infantil, além de ter acesso e empregar, em sua avaliação, testes padronizados, precisa, sobretudo, estar atento a outros sinais, como, por exemplo, a postura da criança, o comportamento durante as consultas e em casa e sua conduta na escola. Pode-se dizer que um dos principais instrumentos de avaliação seja a entrevista clínica que permitirá uma compreensão mais abrangente da problemática. Além disso, é essencial ouvir a queixa da criança, pois, apesar de ser mais imatura do ponto de vista emocional e cognitivo, muitas são capazes de expressar, a seu modo, suas dificuldades. Dessa maneira, os instrumentos de medida de depressão servem como auxílio e complemento na elaboração de um diagnóstico mais preciso e cuidadoso, devendo, portanto, ser utilizado juntamente com dados clínicos da criança e outros instrumentos (CALIL & PIRES, 2000).

Quais são os fatores que contribuem para o surgimento da depressão na criança?

Após o diagnóstico da depressão, as pessoas costumam questionar sobre os motivos que levaram a criança a desenvolver essa sintomatologia. Frequentemente a resposta é pouco esclarecedora, tendo em vista que não há um único fator que contribui para a sua ocorrência. Na verdade, atualmente, a depressão é vista como um transtorno multifatorial, ou seja, o seu início e evolução estão relacionados a diversas variáveis biológicas, históricas, ambientais e psicológicas (PORTO; HERMOLIN & VENTURA, 2002). O mesmo parece acontecer com a depressão na infância. Watts e Markham (2005) consideram que, normalmente, três áreas têm sido determinantes nos estudos a respeito da depressão infantil, e ressaltam que, além dos fatores biológicos, há um grande número de variáveis psicológicas e ambientais que são tidas como fatores de risco para a ocorrência e manutenção do estado depressivo.

Fatores de risco são situações ou acontecimentos estressantes ou traumáticos vivenciados pela criança no contexto familiar, escolar ou social que exercem forte influência no aparecimento e na manutenção de diversos problemas emocionais, dentre eles a depressão. São conceituados por Yunes e Szymanski (2001) como eventos que dificultam o desenvolvimento e favorecem o surgimento de problemas físicos, emocionais e sociais. Os fatores de risco mais mencionados pela literatura da área são descritos no quadro a seguir:

QUADRO 1	Fatores de risco para depressão na família e escola
Ambiente familiar	Abandono de um dos pais.
	Morte de um dos pais.
	Separação ou divórcio.
	Atitudes disfuncionais dos pais.
	Presença de depressão em um dos pais.
	Falta de apoio ou suporte familiar.
Ambiente escolar	Dificuldades escolares com baixo rendimento.
	Dificuldade de relacionamento como o professor.
	Problemas de relacionamento com amigos.

No âmbito familiar, destacam-se situações relacionadas ao abandono de um dos pais, morte de um ente querido, de um amigo ou até mesmo de um animal de estimação, discussões entre o casal, separação e divórcio, doença de um dos pais, instabilidade familiar e a falta de apoio e suporte por parte dos pais. Algumas atitudes dos pais como autoritarismo e permissividade também são relevantes no aparecimento da depressão infantil. Além disso, a literatura aponta que um dos mais importantes fatores de risco é a presença de depressão em um dos pais. Sabe-se, por exemplo, que filhos de pais depressivos têm mais chances de ter depressão do que filhos de pais não depressivos (KOHN et al., 2001; LIMA; SOUGEY & VALLADA FILHO, 2004; MENDES, 2012) e que a primeira crise de depressão aparece mais cedo na vida de crianças com pais depressivos (WEISSMAN et al., 1987).

Faz-se necessário esclarecer que em situações de perda de uma pessoa querida ou de um animal de estimação é normal e inevitável o período de luto que, apesar de existir a possibilidade de diferentes manifestações, normalmente se caracteriza pelo sentimento de tristeza, choro e recolhimento. Em algumas pessoas essa reação afetiva pode se tornar patológica na sua intensidade e duração, podendo a perda ser um importante fator de risco para depressão.

No contexto escolar, o baixo rendimento, repetidos fracassos em tarefas escolares, dificuldades de relacionamento professor-aluno, dificuldades com os amigos e competitividade podem desencadear sintomas de depressão na criança (BARBOSA & BARBOSA, 2001; BARBOSA & LUCENA, 1995).

Aspectos sociais e econômicos também são relevantes na etiologia da depressão. Uma condição econômica ruim, considerando renda familiar, tipo de emprego e escolaridade dos pais podem ser também fatores de risco para a depressão. Entretanto, isso não quer dizer que famílias pobres apresentam mais depressão, e sim que vivem mais situações de estresse para atender às suas necessidades, o que por sua vez as coloca mais propensas a desenvolver a doença (MILLER, 2003).

Qual é a taxa de prevalência de depressão em crianças e adolescentes?

De acordo com o DSM-IV TRTM (2002), o número de adultos com depressão tem variado de 5 a 9% para as mulheres e de 2 a 3% para os homens, porém o risco de apresentar depressão durante a vida é de 10 a 25% para as mulheres e de 5 a 12% para os homens.

No que concerne à taxa de depressão na infância e adolescência, Kaplan e Sadock (1993) descrevem que 2% das crianças em idade escolar e 5% dos adolescentes apresentam transtornos depressivos. Índices semelhantes são sugeridos por Miller (2003), no qual 8,5% dos adolescentes e 2,5% das crianças apresentam depressão. Em recente revisão a respeito das taxas de prevalência de depressão maior em crianças e adolescentes, Bahls (2002a) reportou que o índice para crianças varia de 0,4 a 3%, e para os adolescentes varia de 3,3 a 12,4%. A Tabela 1 resume os dados de prevalência de estudos internacionais.

Observa-se na Tabela 1 que as taxas de prevalência variam amplamente, demonstrando a necessidade de se realizar estudos epidemiológicos empregando uma metodologia mais padronizada.

No Brasil, os estudos de prevalência de depressão em crianças e adolescentes também apresentam discrepâncias (BAHLS, 2002a; BARBOSA & BARBOSA, 2001; FONSECA; FERREIRA & FONSECA, 2005; HALLAK, 2001; SERRÃO; KLEIN & GONÇALVES, 2007, e outros) e estão descritos na Tabela 2.

Assim como nos estudos internacionais, nota-se, na tabela, que as pesquisas brasileiras mostram a diversidade na prevalência

TABELA 1	Prevalência de depressão infantil nos estudos internacionais							
Autor(es)	Local	N.	Idade	População	Taxa	Gênero	Idade	Instrumento
Larsson e Melin (1992)	Suécia	471	8 a 13	Escolares	10%	Meninas	---	CDI
Culp et al. (1995)	Estados Unidos	220	11 a 18	Escolares	57%	Sem	---	CES-D
Donnelly (1995)	Irlanda do Norte	887	11 a 15	Escolares	12%	Sem	---	CDI
Goodman et al. (2000)	Estados Unidos	1285	9 a 17	---	9%	---	---	---
Kleftaras e Didaskalou (2006)	Grécia	323	7 a 13	Escolares	30%	---	---	CDI
Serrão et al. (2007)	Portugal	467	6 a 11	Escolares	6,2%	Sem	Sem	CDI
McCabe et al. (2011)	Austrália	510	7 a 13	Escolares	23%	Sem	Sem	CDI

TABELA 2 Prevalência de depressão infantil nos estudos nacionais

Autor(es)	Localização	N.	Idade	População	Taxa	Gênero	Idade	Instrumento
Baptista e Golfeto (2000).	Ribeirão Preto	135	7 a 14	Escolares	1,48%	Mais meninas	Mais velhos	CDI
Barbosa e Barbosa (2001)	Paraíba	807	7 a 17	Escolares	22%	Sem	Mais velhos	CDI
Curatolo (2001)	São Paulo	578	7 a 12	Escolares	21,1%	----	Sem	----
Hallak (2001)	Ribeirão Preto	602	7 a 12	Escolares	6%	----	----	CDI
Bahls (2002a)	Curitiba	463	10 a 17	Escolares	20,3%	Mais meninas	Sem	CDI
Soares (2003)	Rio Grande do Sul	1215	10	Escolares	2,39%	Sem	----	CDI
Cruvinel (2003)	Campinas	169	8 a 15	Escolares	3,5%	Sem	Sem	CDI
Fonseca, Ferreira e Fonseca (2005)	Minas Gerais	519	7 a 13	Escolares	13,7%	Sem	Sem	CDI
Rocha et al. (2006)	Minas Gerais	791	Média 16	Escolares	45,7%	Mais meninas	Mais velhos	SRQ-20
Cruvinel (2009)	Campinas	157	8 a 12	Escolares	17%	Sem	Mais novos	CDI

de sintomas depressivos na infância e adolescência. O número de crianças e adolescentes com depressão no Brasil varia de 1,48% a 45,7%. De acordo com Poznanski e Mokros (1994), são inúmeros os fatores que contribuem para a variação nos índices de depressão infantil. Diferenças na população estudada, nos métodos de avaliação, no diagnóstico de depressão, e diferenças no ponto de corte dos instrumentos são variáveis que interferem nos resultados de prevalência. Além disso, há diferenças regionais, econômicas e culturais na população brasileira que podem também contribuir para a diversidade dos resultados encontrados (BAPTISTA & GOLFETO, 2000). No entanto, percebe-se que variações nas taxas de prevalência continuam mesmo quando os diversos estudos usam instrumentos de medidas de depressão semelhantes.

Apesar das controvérsias e dificuldades nos estudos a respeito da depressão infantil, estudiosos do tema concluem que tem ocorrido um aumento nos últimos anos da prevalência de depressão em crianças e adolescentes, bem como que a depressão parece ocorrer em crianças cada vez mais jovens (WHITE, 1989; HARRINGTON, 1993; MILLER, 2003, entre outros). A partir disso torna-se essencial a necessidade de se identificar precocemente essas crianças e, especialmente, que tratamentos sejam realizados para esses problemas.

Assim como nas pesquisas internacionais, no Brasil também são observadas divergências nos dados de prevalência de sintomas depressivos no que concerne ao gênero e idade. Mais precisamente, as contradições a respeito da prevalência de sintomas de depressão são vistas antes da adolescência, uma vez que após os 15 anos de idade os resultados são mais consistentes e revelam que as mulheres apresentam duas vezes mais depressão do que os homens (NOLEN-HOEKSEMA; GIRGUS & SELIGMAN, 1994).

O que se sabe é que, a partir da adolescência, as meninas passam a apresentar mais depressão do que os meninos (WHITE, 1989; HARRINGTON, 1993; MILLER, 2003, entre outros). Antes da adolescência, esses índices ainda são confusos. De um lado, há estudos que encontraram diferenças nas taxas de prevalência. De outro lado, existem investigações que não verificaram diferenças entre o número de crianças depressivas, no que concerne ao gênero. No entanto, quando os estudos apontam o fato de que meninas são mais depressivas que os meninos, algumas hipóteses são levantadas e uma delas se refere, segundo White (1989), às formas de socialização. Esse autor explica que, normalmente, as meninas lidam com suas emoções de forma distinta dos meninos. As meninas são encorajadas a entrar em contato com sentimentos depressivos como tristeza, choro e desânimo, e os meninos são reforçados a utilizar outras estratégias como, por exemplo, a distração.

No que concerne à faixa etária, Harrington (1993) afirma que o achado mais consistente em relação aos estudos epidemiológicos acerca da depressão na infância consiste no fato de a depressão realmente aumentar com a idade. Quanto à prevalência de sintomas depressivos em relação à idade, tem-se verificado que, à medida que se aproxima da adolescência, há um aumento no número de casos (WATHIER; DELL'AGLIO & BANDEIRA, 2008). Alguns autores explicam que a elevada taxa de prevalência de depressão a partir da adolescência parece acompanhar o desenvolvimento cognitivo e emocional. Nesta fase ocorre maior maturidade cognitiva, permitindo que o adolescente seja mais reflexivo, introspectivo e autocrítico, habilidades necessárias para o aparecimento de crenças e avaliações negativas de si mesmo e do mundo. Além desses fatores, a adolescência é caracterizada pela confusão e presença de conflitos, busca de identidade e novos relacionamentos, que por si só já poderiam contribuir para o desenvolvimento da depressão no adolescente (BAPTISTA, 1997; WHITE, 1989). Outro fator que parece contribuir para que crianças menores apresentem menos depressão está relacionado ao suporte social e à presença de eventos estressores. As crianças tendem a vivenciar menos situações de conflito, são mais protegidas quanto aos fatores de risco, além de, em geral, poderem contar com um melhor suporte familiar do que os adolescentes (HARRINGTON, 1993).

Além da discussão de fatores sociais e psicológicos que interferem na prevalência, as hipóteses biológicas também são consideradas, tendo-se em vista que as diferenças nas taxas de depressão coincidem com a puberdade, período que se caracteriza por grandes transformações hormonais e bioquímicas. Baptista, Baptista e Oliveira (1999) explicam que, na puberdade, surgem as alterações hormonais que podem ocasionar mudanças de humor. Para os autores, o início do ciclo menstrual e fases como gestação podem funcionar como gatilho para o desenvolvimento de episódios depressivos.

Com relação à faixa etária, alguns estudos têm mostrado que existem sintomas diferentes para cada etapa do desenvolvimento. Weiss et al. (1992) verificaram que, na criança, é mais comum a culpa e comportamentos externalizantes do que nos adolescentes. Já os sintomas afetivos e visão negativa do futuro são mais frequentes entre os adolescentes. Ao se realizar uma análise qualitativa das respostas no Inventário de Depressão Infantil (CDI) de seis crianças com sintomas depressivos, Cruvinel e Boruchovitch (2006) constataram que os sintomas mais relatados pelos participantes foram culpa (*"Tudo de mau que acontece é por minha culpa"*), solidão (*"Eu sempre me sinto sozinho"*), tristeza (*"Eu estou sempre triste"*), pessimismo (*"Nada vai dar certo para mim"* e *"Eu tenho certeza que coisas terríveis me acontecerão"*), choro (*"Eu sinto vontade de chorar diariamente"*) e cansaço (*"Eu estou sempre cansado"*). Dentre os sintomas de depressão que foram menos citados estão: *"Nada é divertido para mim"*, *"Eu sou sempre mau"*, *"Eu não gosto de estar com as pessoas"* e *"Eu nunca faço o que me mandam"*. Embora as autoras alertem que o número de participantes da análise realizada foi reduzido, constatam que os sintomas apresentados pelas crianças com sintomas depressivos foram bastante semelhantes aos observados nos adolescentes e adultos.

Bahls (2002b) descreve os sintomas mais comuns para cada faixa etária, mencionando que para as crianças pré-escolares são frequentes os sintomas físicos, como dores de cabeça e abdominais, fadiga e tontura. Em acréscimo, é frequente a ansiedade de separação, fobias, agitação psicomotora ou hiperatividade, irritabilidade, diminuição do apetite e alterações do sono, falta de prazer em brincar e, finalmente, dificuldade na aquisição de habilidades sociais. Para as crianças em idade escolar, os sintomas passam a ser mais parecidos com os sintomas vivenciados pelos adultos. A autora explica que é comum a tristeza, diminuição de prazer, choro fácil, fadiga, isolamento social, baixa autoestima, ansiedade de separação, queda no rendimento escolar e desejo de morte. Nos adolescentes, embora a manifestação seja ainda mais semelhante do adulto, ainda pode se observar manifestações típicas. Bahls (2002b) descreve os seguintes sintomas na adolescência: irritabilidade e instabilidade, falta de energia, desinteresse, alteração psicomotora, sentimentos de desesperança e culpa, perturbações do sono, alterações de apetite e peso, isolamento e dificuldade de concentração. Os adolescentes também podem apresentar baixo desempenho escolar, baixa autoestima, ideias e tentativas de suicídio e graves problemas de comportamento, especialmente o uso abusivo de álcool e drogas.

Estudos que buscam conhecer as diferentes taxas de prevalência em relação ao gênero e idade são importantes, pois contribuem para o desenvolvimento de novas formas de intervenção, além de permitirem que os profissionais tenham uma atenção maior frente àqueles grupos que apresentam taxas mais elevadas de prevalência. Até aqui foi apresentada uma visão geral da depressão infantil. No capítulo seguinte, as principais teorias acerca da depressão serão brevemente abordadas.

Para finalizar este capítulo, é importante ressaltar que alterações do humor e sentimentos de tristeza fazem parte do dia a dia de qualquer ser humano, independente de sua idade, enquanto que depressão refere-se à condição mais rara e consiste na manifestação de um conjunto de sintomas ou comportamentos que causam sofrimento no indivíduo, e conduz à desestruturação em seu cotidiano. A depressão é considerada um transtorno do humor, uma vez que, do ponto de vista psicopatológico, a alteração e a perturbação do humor ou do afeto consistem em um dos mais importantes sintomas depressivos.

2

Principais modelos teóricos da depressão: uma breve descrição

A compreensão da depressão pode ser vista sob várias perspectivas, modelos ou teorias. Todas as correntes teóricas são importantes na medida em que trazem importantes contribuições para a compreensão do transtorno e geram diferentes implicações na escolha da intervenção. A seguir serão descritos os modelos biológico, comportamental, cognitivo e psicanalítico da depressão.

O modelo biológico privilegia os aspectos genéticos e bioquímicos da depressão, entretanto a maioria dos estudos a respeito de fatores biológicos e depressão tem sido conduzida com adultos. De um lado, estão os estudos com gêmeos, filhos adotivos e filhos de pais depressivos. De outro lado, estão as pesquisas que enfocam a influência de fatores bioquímicos na depressão, como a alteração de neurotransmissores na mudança de humor.

No que se refere à genética dos transtornos depressivos, Lima et al. (2004) fazem uma revisão da literatura e sumarizam os resultados de estudos com famílias da seguinte maneira.

O risco de se desenvolver depressão aumenta quando um dos parentes de primeiro grau apresenta depressão. Dessa forma, parentes de primeiro grau de pessoas que possuem depressão têm de duas a quatro vezes mais chances de ter depressão do que aquelas pessoas que não têm parentes de primeiro grau depressivos. Dados interessantes são vistos nos estudos com gêmeos. Gêmeos monozigóticos (geneticamente idênticos) têm maior probabilidade, de uma a três vezes, de serem acometidos por episódios depressivos do que gêmeos dizigóticos. Além disso, filhos adotivos cujos pais biológicos tinham ou têm depressão possuem mais chance de terem depressão do que filhos adotados de pais que não têm esse problema (LIMA et al., 2004). Sabe-se que o início do primeiro episódio de depressão aparece mais cedo nas crianças cujos pais possuem depressão, e a idade média para o surgimento dos sintomas para essas crianças foi de 12,7 anos, enquanto a idade média dos filhos de pais não deprimidos foi de 16,8 anos (WEISSMAN et al., 1987). Lima et al. (2004) concluem que existe um número consistente de evidências que mostra a influência de fatores genéticos no desenvolvimento da depressão.

No entanto, cabe salientar que na compreensão da depressão não se deve enfatizar apenas um fator, mas sim a influência de diversos aspectos. A interação mãe-bebê entre mães com e sem depressão foi objeto de estudo de Schwengber e Piccinini (2004), e os resultados sugerem que a depressão materna pode ocasionar um impacto negativo na interação mãe-bebê. As mães com indicadores de depressão apresentaram comportamentos de apatia, mantiveram menos a atenção de seus filhos nos brinquedos e demonstraram menos ternura e afeição e seus bebês mostraram mais vocalizações negativas. É certo que não se deve negligenciar o fator biológico no desenvolvimento da depressão infantil, mas não se pode descartar o papel da aprendizagem. A imitação de modelos presentes no ambiente pode conduzir ao aprendizado de comportamentos depressivos pela criança (CHABROL, 1990).

A Abordagem Comportamental privilegia a aprendizagem e as interações da criança com o meio ambiente. A depressão, sob esta perspectiva, é vista como consequência da diminuição de comportamentos adaptados e um aumento na frequência de comportamentos de esquiva e fuga de estímulos vistos como aversivos. A aquisição de comportamentos depressivos ocorre mediante a aprendizagem, por intermédio de mecanismos de condicionamento pavloviano, skinneriano ou aprendizagem social (CHABROL, 1990).

Há ainda modelos de depressão que deslocam sua atenção para os aspectos inconscientes. A Psicanálise, ao contrário da Teoria Comportamental, preocupa-se mais com processos do inconsciente enquanto determinantes na etiologia da depressão. Do ponto de vista psicanalítico, Erikson (1971) possui uma visão otimista a respeito dos problemas emocionais, na qual as crises vivenciadas em cada estágio podem ser uma oportunidade para o crescimento pessoal. Mais especificamente, no que concerne à depressão infantil e à teoria do desenvolvimento de Erik Erikson (1971), verifica-se que, nos primeiros anos de vida, é enfatizada a relação entre mãe e bebê. A primeira crise vivenciada pela criança é confiança X desconfiança, sendo o sentimento de segurança importante para o desenvolvimento emocional saudável. Nessa etapa, a qualidade da relação entre mãe e filho é essencial, e, quando o vínculo não se desenvolve de maneira satisfatória, existe a possibilidade de a criança desenvolver depressão (MILLER, 2003).

Os diferentes quadros psicopatológicos têm origem semelhante. Durante todo o processo de desenvolvimento o indivíduo passa por muitas angústias com as quais precisa lidar. Se o indivíduo fracassa ao lidar com a angústia, a repressão cria um ponto de fixação, o qual será retornado diante de outras crises. No caso da melancolia ou depressão, Freud (1915) sugere que há uma fixação na fase oral, na qual há um sentimento de destruir o que é amado (RAPPAPORT; FIORI & DAVIS, 1981).

Mais precisamente, é no livro *Luto e melancolia*, em 1915, que Freud se dedica ao problema da depressão, denominado por ele como "melancolia". Freud descreve que os sintomas da melancolia são estado de ânimo doloroso, falta de interesse pelo mundo, perda da capacidade de amar, inibição das funções e diminuição do amor-próprio. A falta do amor-próprio, caracterizada por autorrecriminações e autoacusações, é o que diferencia a melancolia de uma reação normal de luto. Rodrigues (2000) explica que o sentimento de dor é o mesmo para o melancólico e para o enlutado. No entanto, na melancolia, o indivíduo não sabe o que perdeu, mesmo que saiba a quem possa ter perdido. Rodrigues (2000) acrescenta que esse percurso não permite que o processo de luto siga seu caminho natural, como se existisse uma ferida que não se cicatriza.

Em síntese, para Freud (1974), os acontecimentos na infância podem determinar a personalidade no adulto que já estaria desenvolvida por volta do quinto ano de vida. A Psicanálise ressalta a importância de processos intrapsíquicos no desenvolvimento da depressão, considerada como uma falha na evolução do processo de elaboração normal do luto e da perda (MATOS; MATOS & MATOS, 2006; MENDELS, 1972). Finalmente, segundo Freud (1915), a depressão é resultado de conflitos entre os impulsos do Id e a interiorização de regras sociais do superego (MILLER, 2003). Em decorrência a esta visão, os psicanalistas tenderam a não acreditar na possibilidade de uma criança apresentar depressão, já que ela não teria ainda um superego desenvolvido.

A relevância concedida às cognições no aparecimento e manutenção de condutas disfuncionais caracteriza o Modelo Cognitivo da Depressão. Beck et al. (1997) descrevem que esse modelo integra três conceitos para a explicação da depressão: tríade cognitiva, esquemas e erros cognitivos (falhas no processamento da informação). A tríade cognitiva implica a presença de três componentes cognitivos. O primeiro se caracteriza na tendência do indivíduo depressivo em apresentar uma visão negativa de si mesmo, avaliando-se, em diferentes situações, como inadequado, incapaz, sem valor ou importância e fracassado. O segundo componente da tríade envolve as interpretações negativas dos acontecimentos e de situações de sua vida. O mundo, e mais especificamente sua vida, é encarado como frustrante, exigente e incapaz de proporcionar experiências prazerosas. A visão negativa do futuro, na qual o indivíduo com depressão faz projeções pessimistas sobre seu futuro, dificultando o seu engajamento na sua recuperação, é o terceiro componente da tríade. Resumindo, a tríade cognitiva consiste na visão negativa de si mesmo, do mundo e do futuro.

Beck et al. (1997) explicam os sintomas depressivos em termos da presença de padrões cognitivos negativos. Assim, a depressão é encarada como fruto de uma interpretação distorcida da realidade, caracterizada por cognições e pensamentos negativos e pessimistas. Associado a esta ideia está o conceito de esquema, definido como estruturas e padrões cognitivos relativamente estáveis e que provocam uma certa regularidade nas interpretações das situações. As experiências e os acontecimentos são avaliados a partir desses esquemas que o indivíduo depressivo possui (BECK et al., 1997).

No que concerne ao processamento falho de informações, Beck et al. (1997) explicam que pessoas depressivas apresentam uma tendência a avaliar as situações de forma extremada, absolutista, negativa e crítica. Os autores fazem uma descrição dos erros cognitivos comumente vistos como problemas no processamento da informação de indivíduos com depressão. Alguns desses erros são: dedução arbitrária, abstração seletiva, supergeneralização, personalização e pensamento dicotômico. Uma pessoa com erro de dedução arbitrária tende a tirar conclusões sem prova ou mesmo quando as evidências são contrárias à conclusão. Na abstração seletiva, o indivíduo se concentra em detalhes negativos de uma situação e ignora outros aspectos essenciais e mais positivos do evento. A tendência para chegar à conclusão sobre um acontecimento isolado e em seguida generalizar de maneira ilógica essa regra para outras situações caracteriza o erro cognitivo conhecido como supergeneralização. Já na personalização, o indivíduo relaciona eventos externos a si mesmo quando não existe fundamento e evidências para isso. Há uma tendência em assumir responsabilidade e se culpabilizar pelos acontecimentos. No pensamento dicotômico ou absolutista, os julgamentos e as experiências são avaliados em termos absolutos (WRIGHT; BASCO & THASE, 2008).

Assim como nos adultos, a literatura tem apontado que crianças e adolescentes apresentam uma tendência a fazer avaliações negativas de si mesmas (ASARNOW & BATES, 1988; ASARNOW; CARLSON & GUTHRIE, 1987; CURATOLO, 2001; McCAULEY et al., 1988). No estudo de Curatolo (2001) e Kaslow, Rehm e Siegel (1984) a tríade cognitiva pode ser observada já na infância, e pensamentos negativos e interpretações disfuncionais da realidade vistos precocemente são semelhantes às manifestadas pelos adultos depressivos. Em linhas gerais, pode-se dizer que o modelo cognitivo da depressão propõe que os esquemas mal-adaptados dominam e enviesam o processamento da informação, levando a pessoa a ter uma visão negativa de si, dos acontecimentos e do futuro (BECK, 1997).

3

Autorregulação emocional em crianças com sintomas depressivos

Alguns conceitos importantes referentes às emoções e à regulação emocional serão primeiramente abordados neste capítulo. Em seguida, será examinada a maneira como as crianças depressivas lidam com suas emoções.

Planalp (1999) descreve a emoção como sendo um processo composto por vários componentes ou subpartes que operam em conjunto para produzir o sentimento. A autora ressalta que há divergências a respeito dessas subpartes que compõem as emoções e acrescenta que, embora existam tais diferenças, normalmente as correntes teóricas concordam que estão presentes nas emoções aproximadamente cinco componentes. O quadro da página seguinte contém os cinco componentes envolvidos na emoção.

A emoção inicia-se com os acontecimentos precipitadores, que podem gerar diferentes emoções. O que vai caracterizar um evento como sendo precipitador é a avaliação do indivíduo diante da situação, podendo ser diferente de pessoa para pessoa, e essa avaliação depende da experiência anterior diante da situação. Após a avaliação, as alterações fisiológicas que emer-

| **QUADRO 2** | Processo da regulação emocional |

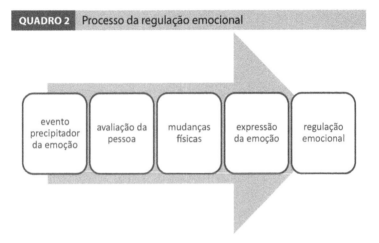

gem são peculiares a cada tipo de sentimento. A tendência para expressão e ação da emoção se constitui no quarto componente, e, finalmente, o último é a regulação da emoção. A regulação pode se iniciar na avaliação do evento precipitador, e, de acordo com a avaliação feita, o indivíduo pode mudar sua reação emocional e controlar suas respostas fisiológicas (PLANALP, 1999).

Durante toda a vida as pessoas se defrontam com situações difíceis e estressoras capazes de provocar diversas emoções. Desde acontecimentos comuns e rotineiros, como enfrentar o trânsito, até situações mais complexas, como a perda de alguém da família ou desentendimento familiar, faz com que o indivíduo busque alternativas para lidar com o problema. Um processo semelhante ocorre diante de eventos positivos. Situações como o primeiro dia de um emprego ou um encontro amoroso são acontecimentos positivos que trazem à tona emoções que, de alguma maneira, precisam ser administradas. No caso das crianças observa-se que, desde cedo, elas também vivenciam eventos estressores. Um exemplo de um acontecimento que pode ser muito difícil para a criança é o início precoce de atividades escolares que traz uma série de consequências relacionadas a cobranças, competição e ausência do lar. Naturalmente, a presença de emoções intensas e, muitas vezes, negativas exige uma adaptação do organismo no sentido de o indivíduo empregar estratégias de enfrentamento ou de regulação emocional para que o equilíbrio volte a se instalar e alcance um bem-estar físico e psíquico.

A autorregulação das emoções, também chamada de estratégias de *coping* ou de enfrentamento (KOPP, 1989), é usada para definir os processos envolvidos na forma de lidar com níveis elevados de emoções positivas e negativas (KOPP, 1989). São vistos como mudanças cognitivas e esforços comportamentais conscientes empregados pelas pessoas para reagir a situações de *stress* (LAZARUS & FOLKMAN, 1984). Diante de acontecimentos estressantes, o indivíduo experimenta emoções desagradáveis e passa a adotar estratégias para minimizar o sofrimento (LISBOA et al., 2002).

O *coping* pode ser dividido em duas categorias: *coping* focalizado no problema e *coping* orientado na emoção. No *coping* focalizado no problema, o indivíduo tenta provocar mudanças no ambiente e nas situações de *stress*. A estratégia consiste em alterar o problema mediante um esforço por parte do indivíduo. O *coping* orientado na emoção é definido como uma tentativa para regular e mudar a emoção associada ao evento estressor. Para Endler (1997) existe ainda uma terceira categoria de *coping*, que consiste no *coping* voltado para evitação que está diretamente relacionado aos comportamentos de evitação, distração e diversão social. Os diferentes tipos de *coping* procuram diminuir a sensação física desagradável diante da situação estressora, bem como modificar o estado emocional do indivíduo (LISBOA et al., 2002).

Observa-se que as pessoas apresentam uma maneira habitual ou típica de abordar ou confrontar eventos estressantes. Isto significa que as pessoas têm um "estilo de *coping*" (ENDLER, 1997). De acordo com Endler (1997), situações diferentes exigem estratégias de *coping* distintas. Nem sempre uma estratégia bem-sucedida em determinada situação poderá ser adequada para um evento diferente. Em alguns momentos, *coping* focalizado no problema pode ser mais efetivo que o *coping* focalizado na emoção. Em situações em que é possível ter uma variedade de respostas de *coping*, predominam-se então os estilos individuais de *coping*. O autor afirma que pessoas podem ter preferências quanto a quais estratégias de *coping* querem empregar, mas a demanda situacional pode se sobrepor e interagir com suas preferências. De forma que, conclui, tanto as pessoas como as situações afetam os estilos de *coping*. A conscientização no emprego e na escolha de estratégias de *coping* é importante na adequação e eficácia em relação ao seu uso, uma vez que possibilita que o indivíduo escolha a estratégia de enfrentamento mais adequada para aquela situação estressante.

Numa visão cognitiva baseada na Teoria do Processamento da Informação, Garber et al. (1991), citados por Boruchovitch (2004), propõem um modelo para o desenvolvimento da autorregulação afetiva, em que sugerem algumas etapas para um controle eficiente das emoções. A primeira delas é a percepção do aparecimento da emoção e da necessidade ou não de controlá-la, seguida pela identificação da causa do afeto e do que poderia ser feito. A terceira etapa consiste no estabelecimento de metas e a quarta seria levantar possibilidades de respostas para alcançá-la. Em seguida, é importante avaliar os possíveis resultados e, por último, o desempenho das respostas escolhidas. Nota-se que a regulação emocional envolve o desenvolvimento de algumas habilidades de autocontrole e de expressão emocional.

De acordo com Del Prette e Del Prette (2005), para um autocontrole eficiente e expressão emocional adequada são indispensáveis algumas habilidades como: reconhecer e nomear as emoções em si e nos outros; falar a respeito das emoções; expressar sentimentos negativos e positivos; usar estratégias para acalmar-se e controlar o próprio humor; lidar com sentimentos negativos; tolerar a frustração e ter espírito esportivo. Diferenças de gênero, diferenças culturais, pessoas envolvidas nos conflitos, níveis de desenvolvimento e características de personalidade do indivíduo são alguns fatores que podem interferir nas habilidades de regulação emocional.

Existem evidências de que as estratégias de regulação das emoções melhoram com o avançar da idade. Estratégias mais sofisticadas, como, por exemplo, as estratégias cognitivas, são as mais utilizadas pelas pessoas mais maduras (CASSETTE & GAUDREAU, 1996; DIAS; VIKAN & GRAVAS, 2000; VIKAN & DIAS, 1996). No entanto, crianças mais novas também apresentam indícios de que empregam estratégias para regular suas emoções. De acordo com Harris (1983), a autorregulação em crianças se inicia com a percepção das relações causais próprias das experiências emocionais. O autor verificou que as crianças de 4 anos de idade já percebem que, com o passar do tempo, uma emoção se torna menos intensa. Por volta dos 6 anos a criança é capaz de notar que a emoção se dissipa quando ela deixa de pensar nela ou, ainda, que a emoção pode ser alterada em função das situações que lhe sucedem. A partir dessa compreensão a criança reconhece que pode mudar suas emoções e passa a desenvolver a habilidade de regulá-las.

As crianças também tendem a usar estratégias diferentes dependendo das pessoas envolvidas na situação de conflito e de acordo com o sexo. A investigação de Dell'Aglio e Hutz (2002) mostrou que, quando o conflito ocorre com os amigos, a criança tende a buscar o apoio de outros ou ter uma ação mais agressiva, enquanto que adotam uma estratégia de evitação ou de aceitação quando o conflito ocorre com adultos. No que concerne à diferença de gênero, Lisboa et al. (2002) verificaram que, diante de conflitos com colegas, os meninos tendem a empregar mais estratégias de agressão física do que as meninas, e estas usam mais a agressão verbal. Quando enfrentam problemas com o professor, as meninas costumam adotar mais a inação ou "fazer nada".

Características culturais também têm sido apontadas como variáveis importantes no emprego de estratégias de regulação emocional. De acordo com o estudo de Vikan e Dias (1996), crianças brasileiras tendem a usar mais estratégias de regulação emocional que envolvam brincadeiras e interação social, enquanto as crianças norueguesas são mais propensas a empregar técnicas cognitivas para lidar com a emoção. Da mesma forma, Dias, Vikan e Gravas (2000) verificaram que crianças norueguesas apresentaram mais respostas cognitivas e menos respostas sociais para raiva, mas não para tristeza. Foi observado que as crianças brasileiras buscam mais os pais e menos os amigos para apoio na regulação emocional. A Técnica Cognitiva, para lidar com as emoções, foi definida por Dias, Vikan e Gravas (2000) como uma tentativa de se alterar uma emoção a partir da mudança de pensamento, seja em focalizar um estímulo ("Pensar em alguma coisa que a faça feliz"), em reassegurar ("Pensar que o fato não significa nada"), em desviar ("Pensar sobre outra coisa") e em suprimir ("Esquecer o fato", "Não pensar sobre ele").

E, por último, sabe-se que cada emoção requer o emprego de diferentes estratégias de regulação ou de enfrentamento. Com a finalidade de lidar melhor com a tristeza, estratégias como reestruturação cognitiva, execução de atividades de lazer, atividades sociais e esportivas têm sido empregadas. Para a raiva, existem diversas estratégias de enfrentamento como a distração, autoverbalizações, assertividade, mudança de pensamento, relaxamento muscular, afastar-se da situação, entre outras. No caso do medo, as estratégias estão relacionadas aos comportamentos de solicitação de ajuda, identificação da origem do medo e a avaliação da sua veracidade. Estratégias de regulação da alegria implicam o uso de estratégias que objetivam a manutenção do sentimento de satisfação, prolongamento do bem-estar físico e psicológico produzido pela alegria (ARÁNDIGA & TORTOSA, 2004).

No estudo de Cruvinel e Boruchovitch (2010) essas diferenças foram observadas. Para melhorar a tristeza, as crianças relatam fazer atividades agradáveis e prazerosas e também controlar os pensamentos. Para a raiva, além das atividades prazerosas, os participantes mencionaram o autocontrole, incluindo controle do comportamento, pensamento e emoção. Para administrar o medo, costumam usar a estratégia de resolução de problema e controle de pensamento, e para se manter alegres procuram realizar tarefas agradáveis e buscam suporte e apoio afetivo-social. As autoras destacam que, apesar de ter sido mencionado um número expressivo de estratégias de regulação das emoções, também foi considerável a quantidade de crianças que relataram que, diante de algumas emoções, não fazem nada para se sentir melhor, ou por não saberem o que fazer ou por sentirem-se incapazes para alterar determinada emoção.

Como as crianças com sintomatologia depressiva lidam suas emoções?

Pesquisadores, preocupados em compreender a complexidade da depressão na infância, têm direcionado sua atenção para a forma como a criança e o adolescente com sintomatologia depressiva regulam suas emoções. Em linhas gerais, os estudos apontam que crianças com depressão empregam menos frequentemente estratégias de regulação emocional e tendem a usar estratégias pouco eficientes e adequadas (ASARNOW; CARLSON & GUTHRIE, 1987; BORGES; MANSO; TOMÉ & MATOS, 2006; BURWELL & SHIRK, 2007; LI; DiGIUSEPPE & FROH, 2006; MILLER, 2003). Nota-se que, na medida em que os sintomas depressivos aumentam, há uma diminuição no uso de estratégias de regulação emocional (BORGES et al., 2006).

No que concerne à adequação das estratégias de regulação emocional, Asarnow, Carlson e Guthrie (1987) constataram que as crianças com sintomatologia podem usar estratégias perigosas e pouco eficientes, como agressão física, suicídio, afastamento, evitação e ruminação (LI; DiGIUSEPPE & FROH, 2006; BURWELL & SHIRK, 2007). Na tentativa de aliviar seu sofrimento e buscar o bem-estar, a criança ou adolescente comete ou pensa em suicídio ou se isola e se afasta das pessoas, muitas vezes sem perceber que essas estratégias não melhoram seus sintomas de depressão; pelo contrário, podem acentuá-los.

Com a finalidade de conhecer as estratégias de regulação emocional de crianças depressivas, Cruvinel (2009) desenvolveu uma tese de doutorado. A intenção era identificar e comparar as estratégias de regulação emocional de crianças com e sem sintomas depressivos. De modo geral, Cruvinel (2009) constatou que as crianças com sintomas depressivos sentem mais tristeza e raiva e apresentam menor percepção da tristeza, do medo e da alegria. E, ao contrário do grupo de crianças sem sintomas, as crianças com sintomatologia tendem a relatar menor uso de estratégias para melhorar a tristeza.

No que concerne ao tipo de estratégia de regulação emocional, foi interessante notar que, embora os participantes sem sintomas relatassem maior frequência de uso de estratégias para melhorar a tristeza, os dois grupos reportaram utilizar estratégias de regulação emocional semelhantes para as emoções avaliadas. Nessa direção, para melhorar a tristeza e se manterem alegres, a estratégia mais frequentemente mencionada pelos grupos foi a realização de atividades prazerosas e agradáveis, que incluem estratégias relacionadas à brincadeira, à diversão e a passeios. O controle do pensamento e o da busca de suporte afetivo-social também foram mencionados pelos participantes de ambos os grupos como uma maneira de lidar com a tristeza. Para melhorar a raiva, os participantes com sintomas depressivos usam mais estratégias de controle do comportamento e da emoção, enquanto as crianças sem sintomas procuram realizar atividades agradáveis. Os alunos com sintomas também mencionaram estratégias como controle do pensamento, distração e externalização da raiva. Para lidar com o medo, a estratégia mais relatada pelos dois grupos foi a de resolução de problema. As estratégias podem ser melhor visualizadas na tabela que se segue.

TABELA 3 Frequência e porcentagem das categorias de estratégias de regulação emocional para melhorar a tristeza, raiva e medo, e estratégias para manutenção da alegria

	Grupo 1		Grupo 2	
O que você costuma fazer para melhorar a tristeza.	N	%	N	%
Atividades prazerosas e agradáveis	10	58,82%	19	79,17%
Controle do pensamento	4	23,53%	4	16,67%
Busca de suporte afetivo-social	4	23,53%	3	12,50%
Distração	0	0	5	20,83%
Controle do comportamento e emoção	1	5,88%	1	4,17%
Não sabe	0	0	1	4,17%
O que você costuma fazer para melhorar a raiva.				
Atividades prazerosas e agradáveis	3	20%	10	47,62%
Controle do comportamento e emoção	6	40%	4	19,05%
Controle do pensamento	3	20%	5	23,81%
Distração	2	13,33%	2	9,52%
Resolução do problema	1	6,67%	3	14,29%
Busca de suporte afetivo-social	1	6,67%	2	9,52%
Externalização da raiva	2	13,33%	0	0
Não sabe	1	6,67%	1	4,76%
O que você costuma fazer para melhorar o medo.				
Resolução do problema	5	35,71%	7	36,84%
Controle do pensamento	4	28,57%	3	15,79%
Busca de suporte afetivo-social	2	14,29%	4	21,05%
Distração	2	14,29%	2	10,53%
Atividades prazerosas e agradáveis	2	14,29%	1	5,26%
Controle do comportamento e emoção	1	7,14%	2	10,53%
Não sabe	0	0	1	5,26%

O que você costuma fazer para se manter alegre.				
Atividades prazerosas e agradáveis	15	75%	18	78,26%
Busca de suporte afetivo-social	2	10%	4	17,39%
Não sei, vago ou distorcido	2	10%	2	8,70%
Comportamento inalterado	3	15%	1	4,35%
Controle do pensamento	1	5%	2	8,70%
Ambiente escolar	0	0	1	4,35%

Fonte: Cruvinel e Boruchovitch (2010).

Cruvinel (2009) concluiu, neste estudo, que os dois grupos têm um bom repertório de estratégias de regulação emocional e tendem a usar estratégias para administrar as diferentes emoções; no entanto, as crianças sem sintomas parecem ser mais eficientes na identificação da emoção, e aquelas com sintomas depressivos possuem mais dificuldade na percepção e monitoramento desses sentimentos. Cruvinel e Boruchovitch (2010) sugerem o desenvolvimento de programas de prevenção e de intervenção voltados para essas crianças, e alertam que talvez as intervenções devessem incluir o aprimoramento de habilidades de percepção da emoção, monitoramento e o controle das diferentes emoções.

4

Os sintomas de depressão infantil e o ambiente familiar

Assim como na depressão do adulto, a depressão infantil vem acompanhada de uma série de prejuízos nas diferentes áreas da vida da criança, que, certamente, acarretam consequências negativas para o seu desenvolvimento. Uma criança com sintomas depressivos pode apresentar alterações no funcionamento psicossocial e emocional, comprometendo de modo importante seu desempenho na escola e o relacionamento familiar e social (BAPTISTA, 1997; FU; CURATOLO & FRIEDRICH, 2000; GOODMAN; SCHWAB-STONE; LAHEY; SCHAFFER & JENSEN, 2000; WIIITE, 1989).

Neste capítulo serão discutidos aspectos familiares relacionados à depressão e a importância de alguns comportamentos dos pais frente aos seus filhos. Orientações para os pais, e especialmente para pais de crianças com depressão, serão também apresentadas.

Aspectos familiares envolvidos na depressão infantil

A finalidade do ambiente familiar é cuidar e educar a criança. Para que a criança tenha um desenvolvimento saudável faz-se necessário a satisfação de algumas necessidades básicas. Primeiramente, a família supre as necessidades físicas ou orgânicas de seus filhos como alimentação, vestuário, sono e proteção física. Contudo, o cumprimento das necessidades físicas, por si só, não garante o desenvolvimento saudável. Associadas às necessidades orgânicas estão as necessidades psicoemocionais fundamentais, indispensáveis para o amadurecimento psicológico. Entende-se por necessidades psicoemocionais o favorecimento por parte dos pais de um comportamento independente dos filhos, criação de um ambiente de segurança e estabilidade, o estabelecimento de uma atmosfera de afeto, aceitação, respeito e consistência de regras e limites (MIELNIK, 1993). Goleman (1995) resume de forma eficiente o papel da família frente ao desenvolvimento emocional. Para ele, a convivência familiar é a primeira escola de aprendizado emocional. É no contexto familiar que a criança desenvolve sua autoestima, seus sentimentos em relação a si mesma e aprende como os outros irão reagir a suas emoções. Assim sendo, o ambiente familiar e a figura dos pais é a primeira referência da criança, e em função disso exerce grande influência no seu desenvolvimento social, cognitivo e emocional.

Quando se fala da relação entre pais e filhos pensa-se em questões, muitas vezes, associadas à postura e prática dos pais frente a diversas situações do cotidiano e mais especificamente sobre o estilo que os pais possuem ao lidar com seus filhos. Práticas parentais são estratégias empregadas pelos pais com o objetivo de orientar o comportamento dos filhos (REPPOLD et al., 2002), enquanto que estilo parental diz respeito a um conceito mais amplo, que envolve um conjunto de práticas educativas usadas pelos pais na interação com seus filhos (GOMIDE et al., 2005). De maneira resumida, os estilos parentais são classificados em: autoritativo, autoritário e permissivo. O estilo autoritativo é a prática mais eficiente no manejo com os filhos, na qual os pais adotam uma postura democrática e participativa, criando um ambiente de aceitação, respeito e apoio afetivo. Caracteriza-se pelo desenvolvimento de um bom vínculo entre pais e filhos e pelo respeito às regras e limites. Pais autoritários, por sua vez, são extremamente rígidos e exigentes quanto a regras e limites, são controladores e são favoráveis a medidas punitivas. Normalmente não incentivam o diálogo, não permitindo que seus filhos expressem suas ideias e emoções. Ademais, pais com estilo autoritário são pouco afetivos e desejam a todo custo a obediência dos filhos, em geral visto como uma virtude. Já os pais permissivos são bastante afetuosos com seus filhos, porém possuem uma acentuada dificuldade quanto à disciplina. São pouco exigentes e o ambiente familiar apresenta ausência de regras e limites. Cabe ressaltar que os pais permissivos são também classificados como pais indulgentes e negligentes (BAUMRIND, 1966).

Observa-se que cada estilo parental traz consequências para o desenvolvimento dos filhos (BAUMRIND, 1996; PATTEN et al., 1997; PETTIT; LAIRD; DODGE; BATES & CRISS, 2001; WEBER; PRADO & VIEZZER, 2004, entre outros). Pais autoritários tendem a ter filhos com comportamentos externalizantes como hostilidade e agressividade, bem como alterações internalizantes como acentuada ansiedade, insegurança, sentimentos depressivos, baixa autoestima, instabilidade emocional, problemas escolares e dificuldades sociais. Filhos de pais indulgentes podem ter boa autoestima, bom relacionamento social e baixos índices de depressão, mas, por outro lado, é acentuada a possibilidade de envolvimento com drogas. Normalmente se tornam pessoas egoístas, impulsivas, pouco tolerantes à frustração e agressivas, uma vez que aprenderam que não há regras e limites. Filhos de pais negligentes podem ter um atraso no desenvolvimento e apresentar problemas como uso de drogas, início precoce da vida sexual, depressão, baixa autoestima e baixa autoeficácia, dificuldades de aprendizagem, problemas sociais e comportamentos antissociais. Já os filhos de pais autoritários ou participativos são definidos como mais competentes em todas as áreas, apresentando boa autoestima, habilidades sociais e bom desempenho escolar (OLIVEIRA et al., 2002; WEBER et al., 2004).

Estudos realizados no domínio da depressão infantil mostram que são poucas as investigações que enfatizam os fatores familiares associados ao desenvolvimento e à manutenção da sintomatologia depressiva em crianças e, menos ainda, no que concerne à relação entre os tipos de interação familiar e a depressão infantil (DADDS; SANDERS; MORRISON & REBGETZ, 1992). No Brasil, os estudos que investigam as práticas parentais e suas consequências no ajustamento dos filhos apresentam resultados semelhantes aos vistos internacionalmente. De maneira geral, os estudiosos são unânimes em afirmar que práticas parentais inadequadas prejudicam a saúde mental da criança e do adolescente. Algumas pesquisas indicam que o monitoramento, o controle excessivo dos pais (PETTIT et al., 2001) e a falta de percepção de suporte e apoio afetivo (PATTEN et al., 1997) estão altamente relacionados à presença de sintomas depressivos nos jovens. A investigação de Pettit et al.

(2001) concluiu que um monitoramento paterno adequado se associou à ausência de problemas de comportamento e de delinquência nos filhos, enquanto que o controle psicológico dos pais se relacionou a maiores índices de alterações de comportamento, como delinquência, ansiedade e depressão.

Além das práticas parentais, a presença de psicopatologia nos pais também parece contribuir para o desajustamento infantil, uma vez que compromete e interfere nas relações familiares (FERRIOLLI; MARTURANO & PUNTEL, 2007; FRIAS-ARMENTA et al., 2004; HASAN & POWER, 2002; MENDES, 2012). Sabe-se, por exemplo, que a depressão materna está associada ao uso de práticas de punição (FRIAS-ARMENTA et al., 2004), que as mães depressivas tendem a ser mais hostis, agressivas e rejeitam mais seus filhos (ORVASCHEL; WEISSMAN & KIDD, 1980) e que filhos de mães com depressão são crianças mais negativas e pessimistas (HASAN & POWER, 2002).

No estudo de Schwengber e Piccinini (2004) as particularidades da relação mãe (depressiva) e filho também se confirmaram. Os autores observaram que a relação entre uma criança com sua mãe com depressão apresenta características próprias que podem ser observadas desde o início da vida. Schwengber e Piccinini (2004) investigaram a interação mãe-bebê durante sessão de observação do brinquedo livre entre mães com e sem depressão no final do primeiro ano de vida do bebê. Mães depressivas apresentaram menos comportamentos facilitadores da exploração de brinquedos pelos bebês, foram mais apáticas, mantiveram menos a atenção de seus filhos nos brinquedos e demonstraram menos ternura e afeição. Os bebês de mães com depressão mostraram mais afeto negativo, sorriam menos e tinham mais vocalizações negativas. Esses resultados apoiam as expectativas de que a interação da mãe com o bebê pode ser afetada pela depressão materna e que pode ocasionar um impacto negativo no desenvolvimento da criança. Constata-se também que essa influência negativa da depressão materna ocorre já nos primeiros anos de vida do bebê.

Em um estudo conduzido com crianças em idade escolar que conviviam com mães depressivas, Mendes (2012) verificou que a depressão materna afeta a convivência e o clima familiar. Destacou que há uma relação entre depressão materna e prejuízos para o desenvolvimento infantil, mais especificamente problemas de comportamento na criança, presença de sintomas depressivos, dificuldades cognitivas e sociais. Segundo a autora, a gravidade e cronicidade da depressão materna, sem dúvida, potencializa as consequências negativas ao desenvolvimento da criança. Dessa forma, é possível que detectar e tratar a psicopatologia dos pais seja uma estratégia eficiente de prevenção dos problemas infantis.

Um estudo realizado com adolescentes brasileiros comprova a ideia de que o ambiente familiar inadequado pode estar associado à presença de sintomas depressivos. Os autores verificaram que entre aqueles com sintomatologia depressiva destacava uma estrutura familiar menos preservada, composta por padrasto/madrasta ou sem figuras parentais; relacionamento ruim com pais e irmãos; ausência ou pouca supervisão familiar; fraco apoio emocional e baixa interação positiva. Entre os eventos estressantes na família era frequente os problemas financeiros, de saúde, uso de álcool e drogas, separação dos pais, novo casamento dos pais, prisão/indiciamento de um familiar, situações de violência física, violência psicológica e sexual contra o adolescente (AVANCI; ASSIS & OLIVEIRA, 2008). Essas informações vão de encontro à afirmação de Baptista e Assunção (1999) de que a depressão na criança poderia surgir quando os pais não conseguem satisfazer as necessidades básicas dos filhos, como amor, carinho e suporte.

Há também um consenso na literatura a respeito dos principais fatores de estresse que contribuem para o desenvolvimento da depressão (BAHLS, 2002b; BAPTISTA & ASSUMPÇÃO, 1999; BARBOSA & LUCENA, 1995; SANDERS; DADDS; JOHNSTON & CASH, 1992; SOARES, 2003; MORENO & MORENO, 1994; LIMA, 2004). Tais estudos mostram que, frequentemente, crianças depressivas vivem em um ambiente familiar caracterizado por atitudes de hostilidade, excesso de críticas e rejeição, onde se presenciam conflitos conjugais, depressão de um dos pais e agressividade entre o casal.

De maneira resumida, o que a literatura aponta é que, por um lado, um ambiente familiar caracterizado por eventos estressores, condutas parentais inadequadas ou psicopatologia de um dos pais pode ajudar no aparecimento de problemas depressivos. Neste caso, a presença de dificuldades na dinâmica familiar seria um fator de risco para a depressão e, portanto, poderia contribuir para o desenvolvimento de sintomas depressivos na criança, bem como para a sua manutenção. Por outro lado, um contexto familiar onde há relações saudáveis entre seus membros, caracterizadas pelo suporte e pelo apoio afetivo, pode ser importante na recuperação de uma criança ou de um adolescente com depressão. Nessa direção a família assume um caráter de proteção, no sentido de prevenir que seus filhos desenvolvam problemas psicológicos e, caso estes surjam, são capazes de ajudá-los na sua recuperação.

Um outro aspecto que merece destaque é que, após o desenvolvimento da depressão na criança, verifica-se que, mesmo a criança apresentando uma alteração de conduta, os pais têm dificuldade para reconhecer os sintomas depressivos em seus filhos (SOARES, 2003; CRUVINEL & BORUCHOVITCH, 2009). A falta de conhecimento dos pais acerca da depressão infantil tem sérias implicações, pois adia a identificação da doença e consequentemente a procura de auxílio profissional. Aos pais cabe um olhar mais atento, especialmente diante de uma mudança de conduta por parte dos filhos. Se a criança apresentou uma alteração de comportamento, devem tentar levantar os motivos que a levaram a isso. Às vezes, mesmo em casa, é possível adotar pequenas estratégias que poderão surtir efeito, atenuando o problema, mas na maioria dos casos é necessário e altamente recomendável procurar a orientação de um profissional.

A participação e o envolvimento parental no processo terapêutico da criança, apesar de ser um aspecto pouco estudado, na prática clínica tem sido uma variável bastante reconhecida (STALLARD, 2007). Além de permitir que o profissional identifique os comportamentos dos pais associados ao problema da criança, o envolvimento parental na psicoterapia contribui para monitorar, incentivar e reforçar as novas habilidades adquiridas pela criança (STALLARD, 2007). Caso exista psicopatologia de um dos pais, essa deve ser cuidadosamente avaliada e, se necessário, outro encaminhamento precisa ser realizado.

Finalmente, cabe ressaltar que é preciso ter cautela ao se falar em conflitos familiares enquanto fatores etiológicos da depressão, uma vez que os estudos ainda são pouco esclarecedores. É importante mencionar que o impacto de uma situação estressante depende de uma série de variáveis, inclusive as individuais, e nem sempre o evento estressor por si só é determinante de uma sintomatologia. Sabe-se que pessoas expostas a uma mesma situação têm reações diferentes, dependendo, muitas vezes, de suas características individuais e psicológicas (BUSNELLO; SCHAEFER & KRISTENSEN, 2009).

5

Depressão na infância e sua relação com a aprendizagem

Questões como: "A presença de sintomas depressivos influencia o rendimento escolar do aluno? Uma criança com depressão apresenta problemas de aprendizagem? De que maneira a depressão interfere no processamento da informação?", comumente emergem entre aqueles que lidam com alunos com sintomatologia depressiva.

O paralelismo entre os aspectos afetivos e cognitivos tem sido investigado por alguns autores (CRUVINEL, 2003; CRUVINEL & BORUCHOVITCH, 2004; DELL'AGLI, 2008; LIMA, 2011; MARTINELLI, 2001; MEDEIROS et al., 2000; PALLADINO et al., 2000; PEKRUN et al., 2002; SIDERIDIS, 2005, entre outros). Em termos gerais, esses estudos apontam que a afetividade permeia a realização de qualquer atividade escolar e pode acelerar ou retardar o desenvolvimento de novas habilidades cognitivas.

A Psicologia Cognitiva baseada na Teoria do Processamento da Informação investiga os processos internos do indivíduo como pensamentos, atribuições de causalidade, expectativas e sentimentos diante de uma situação, bem como a maneira como tais procedimentos irão determinar a qualidade da aprendizagem (PFROMN NETTO, 1987; WOOLFOLK, 2000). Procura compreender como uma pessoa adquire, armazena, recupera e utiliza uma informação (BORUCHOVITCH, 1999, 2001). Nesse sentido, dentro da perspectiva dos teóricos cognitivistas, o estado interno satisfatório desempenha importante papel para o rendimento escolar do estudante (BORUCHOVITCH, 2004; BZUNECK, 2004; McCORMICK; MILLER & PRESSLEY, 1989; STERNBERG, 2000).

No que concerne à depressão, pouco se conhece a respeito da interferência desses sintomas no processamento da informação. Os estudos voltados à depressão infantil, especialmente aqueles relacionados à questão educacional, ainda são escassos, tornando prematura qualquer conclusão a respeito do tema. No Brasil, algumas tentativas nesse sentido foram iniciadas e revelaram que os estudantes brasileiros, com sintomas depressivos, relataram usar menos estratégias de aprendizagem e tendem a ter mais dificuldades acadêmicas que os alunos sem depressão (BANDIN et al., 1995; CRUVINEL, 2003; CRUVINEL, 2009; CRUVINEL & BORUCHOVITCH, 2004; NUNES, 1990; PÉREZ & URQUIJO, 2001).

De um modo geral, os estudos, nacionais e internacionais, são unânimes em admitir que a incidência de depressão aumenta entre as crianças com problemas escolares (WRIGHT--STRAWDERMAN & WATSON, 1992; COLBERT; NEWMAN; NEY & YOUNG, 1992; PÉREZ & URQUIJO, 2001; GOLDSTEIN; PAUL & COHN, 1985; PALLADINO; POLI; MAIS & MARCHESCHI, 2000) e concordam que, embora as crianças com sintomas depressivos possam apresentar dificuldades escolares, são alunos capazes intelectualmente e não apresentam nenhum déficit de inteligência (BRUMBACK; JACKOWAY & WEINBERG, 1980; COLBERT et al., 1992; MOKROS; POZNANSKI & MERRICK, 1989).

A relação entre depressão e desempenho escolar suscita na literatura diversos questionamentos, especialmente referentes aos fatores causais da depressão. Ainda é pouco claro se a depressão, devido aos seus sintomas como falta de concentração e atenção, lentidão no raciocínio, falta de interesse, déficit de memória, entre outros, conduziria uma criança a ter problemas de aprendizagem (BRUMBACK; JACKOWAY & WEINBERG, 1980; KOVACS & GOLDSTON, 1991). Nesse caso, a depressão é vista como problema primário, enquanto o baixo rendimento como consequência da depressão. Ou, ainda, se o baixo rendimento escolar, em função de repetidas vivências de fracasso escolar, levaria a criança a desenvolver a depressão (NUNES, 1990). Dessa vez, a queda no rendimento escolar atuaria como fator de risco para a depressão, visto que as experiências de insucesso na escola provocam sentimento de impotência e desesperança na criança. Weinberg et al. (1989) ressaltam a importância de identificar se a depressão é primária, causando os problemas de aprendizagem, ou se é secundária, sendo resultado do fracasso escolar. Para os autores, essa análise é importante na medida em que auxilia na indicação de tratamento mais conveniente.

Quanto às estratégias de aprendizagem, apesar do número reduzido de pesquisas voltadas para o tema, há indícios de que fatores afetivos interferem de forma negativa no emprego de estratégias de aprendizagem e, consequentemente, no processamento da informação de alunos (COSTA & BORUCHOVITCH, 2004; PALLADINO et al., 2000). Pode-se dizer que uma criança com problemas emocionais, dentre eles a depressão, talvez apresente um estado interno insatisfatório para a boa aprendizagem, mas de que maneira a presença de sintomatologia depressiva interfere no processamento da informação ainda é um assunto desconhecido. Não se sabe se a falha no processamento da informação de uma criança com depressão ocorre na captação de estímulos, no armazenamento ou na recuperação do conteúdo.

No que se refere à captação de estímulos para o processamento da informação, a atenção e concentração exercem um papel determinante na percepção e seleção dos estímulos do meio. Na criança deprimida as funções cognitivas como atenção e concentração encontram-se prejudicadas (SOMMERHALDER & STELA, 2001). O fato de tais funções cognitivas serem alteradas poderia influenciar na captação de informação. Talvez o processamento falho na criança depressiva se inicie já na primeira etapa do processamento da informação.

Outras dificuldades poderiam influenciar de maneira negativa o processamento da informação de estudantes com sintomatologia depressiva no momento em que o conteúdo precisa ser codificado e recuperado. Talvez a capacidade cognitiva diminuída possa explicar a relação entre depressão e queda no rendimento escolar. Tobias (1985) propõe o modelo da capacidade cognitiva limitada para explicar como a ansiedade interfere no desempenho escolar do aluno. De acordo com esse modelo, o indivíduo possui uma capacidade cognitiva limitada e, quando está sob uma emoção intensa, no caso a ansiedade, essa capacidade cognitiva se divide; uma parte se volta para o conteúdo escolar e outra parte para as cognições e percepção da ansiedade, tornando menor a atenção voltada às tarefas escolares. Na verdade, a atenção do aluno, que deveria estar totalmente direcionada ao conteúdo escolar, acaba se voltando também para a ansiedade, resultando em um decréscimo no desempenho do aluno. Pode ser que o modelo da capacidade cognitiva limitada possa ser aplicado também para a depressão. A hipótese seria de que o componente cognitivo da depressão (pensamentos negativos e autoderrotistas, preocupação, ruminação) absorve também parte da capacidade cognitiva e apenas uma parte seria destinada à realização da tarefa, ocasionando uma falha no processamento do conteúdo, tal como supostamente ocorre na ansiedade.

Um estudante com sintomas depressivos diante de uma tarefa cognitiva pode se envolver de forma insatisfatória na atividade, tendo em vista que sua atenção está mais voltada para seus conteúdos internos. Cabe lembrar que Bzuneck (2004) compara a memória de curta duração a um gargalo, onde atravessam todos os conteúdos a serem aprendidos, mas passam poucas informações por vez. O autor coloca que a capacidade para se trabalhar com outros conteúdos fica reduzida quando as informações na memória de trabalho tiverem atingido seu número limite e explica que, se a mente estiver ocupada com outros propósitos, resta pouco espaço para outra atividade mental na mesma ocasião.

O uso inadequado de estratégias de aprendizagem também poderia interferir negativamente no processamento de informação de alunos com sintomas de depressão. Confirmando estudos prévios, nos quais fatores afetivos interferem de forma negativa na aprendizagem do aluno, a investigação de Cruvinel (2003) apontou que, quanto maior o número de sintomas de depressão, menor o relato de uso de estratégias de aprendizagem por parte dos estudantes, associando-se também ao rendimento escolar mais baixo.

Cruvinel (2009) destaca que, quando alunos com e sem sintomas depressivos são comparados, verifica-se entre os grupos comportamentos semelhantes frente a algumas situações relacionadas à aprendizagem. Assim como as crianças sem depressão, alunos com sintomatologia depressiva também usam estratégias de aprendizagem cognitivas e metacognitivas; no entanto, os estudantes com esses sintomas parecem usar estratégias menos sofisticadas para aprender, relatam menor uso de estratégias metacognitivas em algumas situações e tendem a apresentar mais dificuldades de manter a atenção e concentração e de se automotivarem. Por exemplo, em situações de aprendizagem em sala de aula ou quando precisam estudar para uma prova, a autora constatou que os alunos com sintomas depressivos relataram usar estratégias simples e superficiais, como a estratégia de ensaio (ler e escrever várias vezes), ao contrário daqueles sem sintomas que mencionaram que, nessas situações, costumam usar mais estratégias metacognitivas, como controlar comportamento, pensamento e emoção. Participantes com sintomas depressivos sentem-se mais desmotivados para fazer o dever de casa, consideram chata a matéria que estão estudando e tendem a pensar em outras coisas enquanto o professor está dando aula e monitoram menos sua aprendizagem.

Acredita-se na hipótese de que as crianças depressivas possam ter problemas em situações de aprendizagem, especialmente na recepção de estímulos e no processamento das informações, caracterizado pelo uso falho de estratégias cognitivas e metacognitivas. A partir disso, imagina-se também que esse grupo de alunos pode desenvolver dificuldades na recuperação da informação. Afinal, como recuperar de maneira eficiente uma informação que foi precariamente recebida e processada de forma deficiente.

Dessa forma, em termos de implicações educacionais, considera a importância da promoção do desenvolvimento metacognitivo e da autorregulação da aprendizagem desde as séries iniciais. Acredita-se que a autorregulação que consiste na capacidade do aluno em se conscientizar, de monitorar e controlar seu pensamento e manter um estado afetivo e motivacional que seja favorável à aprendizagem devesse ser um ponto a ser destacado nos programas de prevenção e de intervenção. Possivelmente a implementação de intervenções voltadas para o desenvolvimento da autorregulação e capacidade metacognitiva poderia tornar os estudantes mais eficientes no controle do comportamento e na alteração de uma conduta disfuncional. De acordo com Boruchovitch (2004) a autorregulação cognitiva é essencial no Ensino Fundamental, e acrescenta que crianças nessa faixa etária são capazes de começar a ter consciência de seus próprios processos internos e de controlá-los. Podem ainda estabelecer metas, escolher a melhor estratégia, monitorar sua eficácia e, se necessário, repensá-las. Alunos do Ensino Fundamental conseguem também manter a atenção focalizada na tarefa e controlar a motivação até que a meta seja atingida.

Para finalizar, cabe ressaltar que a queda no rendimento escolar pode ser para a criança uma vivência negativa, e a experiência de um acontecimento estressante, seja na família ou na escola, pode desencadear alterações psicopatológicas, dentre elas a depressão (BARBOSA & LUCENA, 1995). Embora o diagnóstico de depressão infantil não seja função dos educadores e professores, a escola pode ajudar no reconhecimento de estudantes com sintomas de depressão, uma vez que a presença da depressão de fato interfere no rendimento do aluno. Reconhecer o aluno depressivo tem sido uma tarefa difícil para os professores. Primeiramente, devido à falta de conhecimento e informação acerca do assunto e, em segundo lugar, em função de a depressão quase sempre estar associada a outras problemáticas. Apesar desse tipo de estudante, na maioria das vezes, apresentar queda no rendimento escolar, ele pode passar despercebido pelo professor, já que comportamentos como desânimo e desinteresse não costumam prejudicar o andamento das aulas (SUKIENNIK et al., 2000). De acordo com Sukiennik et al. (2000), normalmente a criança com depressão não é um problema para a escola, pois a manifestação do seu transtorno é do tipo internalizante, não sendo comum comportamentos externalizantes como agressividade e desobediência. Para os autores, o papel da escola e, particularmente, do professor, consiste no conhecimento dos diversos sintomas da depressão, bem como na identificação desse aluno e no encaminhamento para avaliação com um profissional da saúde mental. A partir do momento em que a família procurar o auxílio de um psicólogo infantil, a escola e, mais especificamente, o professor, deverão ser orientados a respeito da maneira mais adequada para lidar com aquele aluno.

Finalmente, acresce-se que ainda são poucas as pesquisas orientadas à prevenção e intervenção em depressão na infância e adolescência. Acredita-se que tais projetos devam vir acompanhados de orientação para os pais, professores e educadores, cuja participação poderia reduzir os eventos estressores na escola e na família, atuando como medidas preventivas para a saúde mental das crianças.

Considerações finais

No transcorrer do livro é possível fazer algumas constatações a respeito da depressão em crianças. Primeiramente, nota-se que não há mais dúvidas quanto à existência desse quadro psicopatológico na infância e quanto ao aumento, nos últimos anos, das taxas de prevalência de sintomas depressivos em crianças. Há ainda a evidência de que a depressão tem ocorrido cada vez mais cedo na vida das crianças (BIRMAHER et al., 1996). De acordo com a Organização Mundial de Saúde (OMS, 2009) a depressão será, em 2020, a segunda doença que mais afetará os países desenvolvidos e a primeira nos países em desenvolvimento, trazendo mais custos econômicos e sociais para o governo.

O índice elevado de prevalência de depressão infantil conduz a questionamentos a respeito dos fatores que contribuem para o aumento de crianças com esse diagnóstico. Assim como aponta a literatura, é possível que uma diversidade de fatores emocionais, familiares, sociais e econômicos estejam atuando, em conjunto, nesses resultados, uma vez que a depressão é um problema multicausal, indicando que vários fatores contribuem para sua origem. Nesse sentido, não há dúvidas de que o cotidiano da criança seja um fator determinante para sua qualidade de vida. Fazendo uma comparação com o passado, muitas diferenças, atualmente, podem ser observadas no dia a dia das crianças e pré-adolescentes. Nota-se que, nas últimas décadas, mudanças sociais alteraram sobremaneira a estrutura da família, consequentemente, os hábitos cotidianos transformaram-se radicalmente, os ritmos e as rotinas das crianças também.

Pratta e Santos (2007) ressaltam que, dentre os fatores que concorrem para essas mudanças no contexto familiar, estão a maior participação da mulher no mercado de trabalho, o aumento no número de separações e divórcios, a diminuição das famílias numerosas, bem como a elevação do nível de vida da população, as transformações nos modos de vida e nos comportamentos das pessoas, as novas concepções em relação ao casamento e as alterações na dinâmica dos papéis parentais e de gênero. No que concerne às crianças, os autores acrescentam que, no início do século XX, os pais eram mais exigentes quanto às regras e tinham maior controle sobre seus filhos. As crianças contavam com mais espaços para suas brincadeiras, estendendo-se para as ruas, praças e quintal, e conviviam mais com primos e amigos. Pode-se aventar que tais modificações familiares e socioeconômicas sejam um dos aspectos que contribuem para a elevação nos índices de problemas emocionais infantis, especialmente a depressão.

A presença de depressão na criança é considerada uma condição pouco favorável para o desenvolvimento infantil. Normalmente, na infância e na adolescência, a depressão tem sido associada a comprometimentos no funcionamento cognitivo, familiar, psicossocial e emocional (BAPTISTA; DE LIMA; CA-

POVILLA & MELO, 2006; CRUVINEL & BORUCHOVITCH, 2006; FU ; CURATOLO & FRIEDRICH, 2000; GOODMAN et al., 2000; HASAN & POWER, 2002; SANTANA, 2008). Rolim Neto et al. (2011), em uma revisão de base de dados entre o período de 2006 a 2011, constataram que a depressão infantil interfere negativamente no desenvolvimento da criança, ocasionando uma série de prejuízos nas diferentes áreas da sua vida. Pode-se aventar que, assim como a depressão no adulto causa um impacto considerável em sua vida profissional, conjugal e social, reduzindo sua produtividade e prejudicando a qualidade de vida, a depressão na infância também provoca modificações no comportamento, influenciando a vida escolar, social e familiar da criança (SOARES, 2003; GOODMAN et al., 2000; CRUVINEL & BORUCHOVITCH, 2011).

O crescimento nas taxas de prevalência da depressão e sua interferência no desenvolvimento da criança torna a depressão infantil uma questão de saúde pública. Schwan e Ramires (2011) revelaram que nos últimos dez anos houve um aumento expressivo no número de pesquisas sobre a depressão infantil, sobretudo as relacionadas à identificação e à prevalência de sintomas depressivos em crianças. Embora exista um interesse científico crescente, bem como o reconhecimento de que a depressão na infância é um problema sério, ainda são incipientes os estudos voltados para a discussão e o desenvolvimento de estratégias de prevenção e intervenção da depressão. Os autores observaram também lacunas nos assuntos dirigidos à elaboração de diretrizes políticas para melhor manejo do problema e para a eficácia de tratamentos empregados para a depressão em crianças.

Ao abordar o problema da saúde mental na infância, Ramires et al. (2009) destacam que as publicações acerca da saúde mental infantil são encontradas em periódicos de diversas áreas de conhecimento, evidenciando o caráter multidisciplinar do tema. Os autores apontam a necessidade de um diálogo entre os diferentes profissionais que possa contemplar a complexidade do assunto. No entanto, no dia a dia, o que se observa é que os setores como os de saúde geral, educação, assistência social e justiça, embora ofereçam serviços que de alguma maneira atingem as crianças com questões em saúde mental, acabam realizando atividades isoladas, caracterizando a falta de integração entre as áreas. Couto, Duarte e Delgado (2008) sugerem que, além da implementação, em todas as regiões do país, de novos programas de saúde mental direcionado às crianças e adolescentes, é urgente uma maior articulação dos serviços públicos voltados a essa faixa etária. A partir de uma avaliação da realidade brasileira, baseada em dados oficiais, esses autores destacam que o problema não está na escassez de recursos ou de serviços públicos em saúde mental, mas sim na presença desarticulada dos serviços existentes.

A integração de ações entre os diferentes setores, especialmente os da Educação e Saúde, faz-se ainda mais importante diante da estimativa de que milhares de crianças com dificuldades emocionais não são identificadas e não recebem tratamento para seu problema (OMS, 2003). Ramires et al. (2012) destacaram que a comunicação e o engajamento entre os profissionais da escola, da saúde e área social parece não ocorrer de modo eficiente, e acrescentam que as crianças apresentam carências e dificuldades que não são reconhecidas e trabalhadas.

Os autores sugerem que estratégias devem ser implantadas e, dentre algumas medidas, citam a importância de sensibilizar os governos e a sociedade de maneira que se obtenha maior atenção à saúde mental infantil, bem como potencializar o papel da escola e investir na capacitação dos profissionais da rede de Educação, Saúde e Ação social.

Cabe ressaltar que as medidas de saúde mental devem contemplar muito mais do que estratégias de prevenção e intervenção de transtornos mentais. Na verdade, o conceito de saúde mental tem sofrido modificações. Já não se pensa a saúde como ausência de doença mental, e sim relacionada à qualidade de vida, à promoção de um estado de bem-estar e ao funcionamento integral do indivíduo (REIS; MARAZINA & GALLO, 2004; BORUCHOVITCH & MEDNICK, 2002).

Referências

AMERICAN PSYCHIATRIC ASSOCIATION (2002). *Manual de diagnóstico e estatística dos distúrbios mentais*. DSM-IV-TRTM. Tradução: Claudia Dornelles. Porto Alegre: Artes Médicas.

ARÁNDIGA, A.V. & TORTOSA, C.V. (2004). *Inteligencia emocional*: aplicaciones educativas. Madri: Eos.

ASARNOW, J.R. & BATES, S. (1988). Depression in Child Psychiatric Inpatients: Cognitive and attributional patterns. *Journal of Abnormal Child Psychology*, 16 (6), p. 601-615.

ASARNOW, J.R.; CARLSON, G.A. & GUTHRIE, D. (1987). Coping strategies, self-perceptions, hopelessness, and perceived family environment in depressed and suicidal children. *Journal of Consulting and Clinical Psychology*, 55, p. 361-366.

AVANCI, J.Q.; ASSIS, S.G. & OLIVEIRA, R.V.C. (2008). Sintomas depressivos na adolescência – Estudo sobre fatores psicossociais em amostra de escolares de um município do Rio de Janeiro, Brasil. *Cadernos de Saúde Pública*, 24(10), p. 2.334-2.346.

BAHLS, C.S. (2002a). Epidemiology of depressive symptoms in adolescents of a public school in Curitiba, Brazil. *Revista Brasileira de Psiquiatria*, São Paulo, 24 (2), p. 63-67.

_____ (2002b). Aspectos clínicos da depressão em crianças e adolescentes. *Jornal de Pediatria*, Porto Alegre, 78 (5), p. 359-366.

BANDIM, J.M.; SOUGEY, E.B. & CARVALHO, T.F.R. (1995). Depressão em crianças: características demográficas e sintomatologia. *Jornal Brasileiro de Psiquiatria*, Rio de Janeiro, 44 (1), p. 27-32.

BAPTISTA, C.A. & GOLFETO, J.H. (2000). Prevalência de depressão em escolares de 7 a 14 anos. *Revista de Psiquiatria Clínica*, São Paulo, 27 (5), p. 253-255.

BAPTISTA, M.N. (1997). *Depressão e suporte familiar*: perspectivas de adolescentes e suas mães. Dissertação de mestrado. Campinas: PUC.

BAPTISTA, M.N. & ASSUMPÇÃO, F.B. (1999). *Depressão na adolescência*: uma visão multifatorial. São Paulo: EPU.

BAPTISTA, M.N.; BAPTISTA, A.S.D. & OLIVEIRA, M.G. (1999). Depressão e gênero: por que as mulheres deprimem mais do que os homens? *Temas de Psicologia*, São Paulo, 7 (2), p. 143-156.

BAPTISTA, M.N.; DE LIMA, R.F.; CAPOVILLA, A.G.S. & MELO, L.L. (2006). Sintomatologia depressiva, atenção sustentada e desempenho escolar em estudantes do Ensino Médio. *Psicologia Escolar e Educacional*, 10 (1), p. 99-108.

BARBOSA, G.A. & BARBOSA, A.A. (2001). *Apontamentos em psicopatologia infantil*. João Pessoa: Ideia.

BARBOSA, G.A. & LUCENA, A. (1995). Depressão infantil. *Revista de Neuropsiquiatria na Infância e Adolescência*, São Paulo, 3 (2), p. 23-30.

BAUMRIND, D. (1966). Effects of authoritative control on child behavior. *Child Development*, 37 (4), p. 887-907.

BECK, A.T.; RUSH, A.J.; SHAW, B.F. & EMERY, G. (1997). *Terapia cognitiva da depressão*. Tradução: Sandra Costa. Porto Alegre: Artes Médicas [original de 1979].

BIRMAHER, B.; RYAN, N.D.; WILLIAMSON, D.E.; BRENT, D.A.; KAUFMAN, J. & DAHL, R.E. (1996). Childhood and Adolescent Depression: A Review of the Past 10 Years. Part I. *Journal of the American Academy of Child and Adolescent Psychiatry*, 35 (11), p. 1.427-1.439.

BORGES, A.I.; MANSO, D.S.; TOMÉ, G. & MATOS, M.G. (2006). Depressão e *coping* em crianças e adolescentes portugueses. *Revista Brasileira de Terapias Cognitivas*, 2 (2), p. 73-84.

BORUCHOVITCH, E. (2004). A autorregulação da aprendizagem e a escolarização inicial. In: BORUCHOVITCH, E. & BZUNECK, J.A. (orgs.). *Aprendizagem*: processos psicológicos e o contexto social na escola. Petrópolis: Vozes, cap. 2, p. 55-88.

_____ (2001). Dificuldades de aprendizagem, problemas motivacionais e estratégias de aprendizagem. In: SISTO, F.F.; BORUCHOVITCH, E.; FINI, L.D.T.; BRENELLI, R.P. &

MARTINELLI, S.C. (orgs.). *Dificuldade de aprendizagem no Contexto psicopedagógico.* Petrópolis: Vozes, cap. 2, p. 40-59.

_____ (1999). Estratégias de aprendizagem e desempenho escolar: considerações para a prática educacional. *Psicologia: Reflexão e crítica*, Porto Alegre, 12 (2), p. 361-376.

BORUCHOVITCH, E. & MEDNICK, B.R. (2002). The meaning of health and illness: some considerations for health psychology. *Psico-USF*, 7 (2), p. 175-183.

BRUMBACK, R.A.; JACKOWAY, M.K. & WEINBERG, W.A. (1980). Relation of Intelligence to childhood depression in children referred to an Educational Diagnostic Center. *Perceptual and Motor Skills*, 50, p. 11-17.

BURWELL, R.A. & SHIRK, S.R. (2007). Subtypes of rumination in adolescence: associations between brooding, reflection, depressive symptoms, and coping. *Journal Clinical Child and Adolescent Psychololy*, 36 (1), p. 56-65.

BUSNELLO, F.B.; SCHAEFER, L.S. & KRISTENSEN, C.H. (2009). Eventos estressores e estratégias de *coping* em adolescentes: implicações na aprendizagem. *Psicologia Escolar e Educacional*, 13 (2), p. 315-323.

BZUNECK, J.A. (2004). Aprendizagem por processamento da informação: uma visão construtivista. In: BORUCHOVITCH, E. & BZUNECK, J.A. (orgs.). *Aprendizagem*: processos psicológicos e o contexto social na escola. Petrópolis: Vozes, cap. 1, p. 17-54.

CALDERARO, R.S.S. & CARVALHO, C.V. (2005). Depressão na infância: um estudo exploratório. *Psicologia em Estudo*, Maringá, 10 (2), p. 181-189.

CALIL, H.M. & PIRES, M.L.N. (2000). Aspectos gerais das escalas de depressão. In: GORENSTEIN, C.; ANDRADE, L.H.G. & ZUARDI, A.W. *Escalas de avaliação clínica em psiquiatria e psicofarmacologia*. São Paulo: Lemos.

CASSETTE, L. & GAUDREAU, M. (1996). The Regulation of negative emotions in early infancy. *Congrés International de Psychologie*. Montréal, Canadá.

CHABROL, H. (1990). *A depressão do adolescente.* Campinas: Papirus.

COLBERT, P.; NEWMAN, B.; NEY, P. & YOUNG, J. (1992). Learning Disabilities as a Symptom of Depression in Children. *Journal of Learning Disabilities*, 15 (6), p. 333-336.

COSTA, E.R. & BORUCHOVITCH, E. (2004). Compreendendo relações entre estratégias de aprendizagem e a ansiedade de alunos do Ensino Fundamental de Campinas. *Psicologia: Reflexão e Crítica*, Porto Alegre, 17 (1), p. 15-24.

COUTO, M.C.V.; DUARTE, C.S. & DELGADO, P.G.G. (2008). A saúde mental infantil na saúde pública brasileira: situação atual e desafios. *Revista Brasileira de Psiquiatria*, 30 (4), p. 390-398.

COUTINHO, M.P.L.; CAROLINO, Z.C.G. & MEDEIROS, E.D. (2008). Inventário de Depressão Infantil (CDI): evidências de validade de constructo e consistência interna. *Avaliação Psicológica*, 7 (3), p. 291-300.

CRUVINEL, M. (2009). *Correlatos cognitivos e psicossociais de crianças com e sem sintomas depressivos.* Tese de Doutorado. Campinas: Faculdade de Educação/Unicamp.

_____ (2003). *Depressão infantil, rendimento escolar e estratégias de aprendizagem em alunos do Ensino Fundamental.* Dissertação de Mestrado. Campinas: Faculdade de Educação/Unicamp.

CRUVINEL, M. & BORUCHOVITCH, E. (2011). Regulação emocional em crianças com e sem sintomas de depressão. *Estudos de Psicologia*, Natal, 16 (3), p. 219-226.

_____ (2010). Regulação emocional: A construção de um instrumento e resultados iniciais. *Psicologia em Estudo*, Maringá, 15 (3), p. 537-545.

_____ (2009). Sintomas de depressão infantil e ambiente familiar. *Psicologia em Pesquisa*, 3 (1), p. 87-100.

_____ (2006). Sintomas depressivos e estratégias de aprendizagem em alunos do Ensino Fundamental: uma análise qualitativa. In: SISTO, F.F. & MARTINELLI, S.C. (orgs.). *Afetividade e dificuldades de aprendizagem*: uma abordagem psicopedagógica. São Paulo: Vetor, p. 181-206.

_____ (2004). Sintomas depressivos, estratégias de aprendizagem e rendimento escolar de alunos do Ensino Fundamental. *Psicologia em Estudo*, Maringá, 9 (3), p. 369-378.

CULP, A.M.; CLYMAN, M.M. & CULP, R.E. (1995). Adolescent depressed mood, reports of suicide attempts and asking for help. *Adolescence*, 30 (120), 827-838.

CURATOLO, E. (2001). Estudo da sintomatologia depressiva em escolares de sete a doze anos de idade. *Arquivos de neuropsiquiatria*, São Paulo, vol. 59 (suplemento 1), p. 215.

DADDS, M.R.; SANDERS, M.R.; MORRISON, M. & REBGETZ, M. (1992). Childhood Depression and Conduct Disorder: II. An Analysis of Family Interaction Patterns in the Home. *Journal of Abnormal Psychology*, 101 (3), p. 505-513.

DELL'AGLI, B.A.V. (2008). *Aspectos afetivos e cognitivos da conduta em crianças com e sem dificuldades de aprendizagem*. Tese de Doutorado. Campinas: Faculdade de Educação/Unicamp.

DELL'AGLIO, D.D. & HUTZ, C.S. (2002). Estratégias de *coping* e estilo atribucional de crianças em eventos estressantes. *Estudos em Psicologia*, Natal, 7 (1), p. 5-13.

DEL PRETTE, Z.A.P. & DEL PRETTE, A. (2005). *Psicologia das habilidades sociais na infância*: teoria e prática. Petrópolis: Vozes.

DIAS, M.G.B.B.; VIKAN, A. & GRAVAS, S. (2000). Tentativa de crianças em lidar com as emoções de raiva e tristeza. *Estudos em Psicologia*, Natal, 5, p. 49-70.

DONNELLY, M. (1995). Depression among adolescents in northerirlland. *Adolescence*, 30 (118), p. 339-350.

ENDLER, N. (1997). Stress, anxiety and coping: the multidimensional interaction model. *Canadian Psychology*, 38 (3), p. 136.

ERICKSON, E.H. (1971). *Infância e sociedade*. Rio de Janeiro: Zahar.

FERRIOLLI, S.H.T.; MARTURANO, E.M. & PUNTEL, L.P. (2007). Contexto familiar e problemas de saúde mental infantil no Programa Saúde da Família. *Revista de Saúde Pública*, São Paulo, 41 (2), p. 251-259.

FONSECA, M.H.G.; FERREIRA, R.A. & FONSECA, S.G. (2005). Prevalência de sintomas depressivos em escolares, *Pediatria*, 27 (4), p. 223-232.

FRIAS-ARMENTA, M.; SOTOMAYOR-PETTERSON, M.; CORRAR-VERDUGO, V. & CASTELL-RUIZ, I. (2004). Parental Styles and Harsh Parenting in a Sample of Mexican Women: A Structural Model. *Revista Interamericana de Psicologia*, 38 (1), p. 61-72.

FREUD, S. (1974). *Obras completas*. Vols. XV e XVI. Rio de Janeiro. Imago.

_____ (1915). *Luto e melancolia* – Obras Completas de Sigmund Freud. [s.l.]: [s.e.].

FU, I.L.; CURATOLO, E. & FRIEDRICH, S. (2000). Transtornos afetivos. *Revista Brasileira de Psiquiatria*, São Paulo 22, p. 24-27.

GARBER, J.; BRAAFLADT, N. & ZEMAN, J. (1991). The regulation of sad affect: An information-processing perspective. In: GARBER, J. & DODGE, K.A. (orgs.). *The development of emotion regulation and dysregulation*. Nova York: Cambridge University Press, p. 208-240.

GOLDSTEIN, D.; PAUL, G.G. & COHN, S.S. (1985). Depression and achievement in subgroups of children with learning disabilities. *Journal of Applied Developmental Psychology*, 6 (4), p. 263-275.

GOLEMAN, D. (1995). *Inteligência emocional*. Rio de Janeiro: Objetiva.

GOMIDE, P.I.C.; SALVO, C.G.; PINHEIRO, D.P.N. & SABBAG, G.M. (2005). Correlação entre práticas educativas, depressão, *stress* e habilidades sociais. *Psico-USF*, 10 (2), p. 169-178.

GOODMAN, S.H.; SCHWAB-STONE, M.; LAHEY, B.B.; SCHAFFER, D. & JENSEN, P.S. (2000). Major depression and dysthimia in children and adolescents: discriminant validity and differential consequences in a community sample. *Journal of the American Academy of Chil and Adolescent Psychiatry*, 39 (6), 761-770.

GREENBERGER, D. & PADESKY, A. (1999). Compreendendo a depressão. In: GREENBERGER, D. & PADESKY, C.A. *A mente vencendo o humor*: mude como você se sente, mudando o modo como você pensa. Porto Alegre: Artes Médicas, p. 148-160.

HALLAK, L.R.L. (2001). *Estimativa da prevalência de sintomas depressivos em escolares da rede pública de Ribeirão Preto*. Dissertação de Mestrado. Ribeirão Preto: Faculdade de Medicina de Ribeirão Preto/USP.

HARRINGTON, R. (1993). Depressive Disorder in Children and Adolescents. *British Journal of Hospital Medicine*, 43, p. 108-112.

HARRIS, P.L. (1983). Children's understanding of the link between situation and emotion. *Journal of Experimental Child Psychologies*, 36, p. 490-509.

HASAN, N. & POWER, T.G. (2002). Optimism and pessimism in children: a study of parenting correlates. *International Journal of Behavioral Development*, 26 (2), p. 185-191.

KAPLAN, H.I. & SADOCK, B.J. (1993). *Compêndio de Psiquiatria*: Ciências Comportamentais, Psiquiatria Clínica. Tradução: D. Batista. Porto Alegre: Artes Médicas [original de 1991].

KASLOW, N.J.; REHM, L.P. & SIEGEL, A.W. (1984). Social-Cognitive and Cognitive Correlates of Depression in children. *Journal Abnormal Child Psychology*, 12 (4), p. 605-620.

KLEFTARAS, G. & DIDASKALOU, E. (2006). Incidence and Teachers' Perceived Causation of Depression in Primary School Children in Greece. *School Psychology International*, 27 (3), p. 296-314.

KOHN, R.; LEVAV, I.; ALTERWAIN, P.; RUOCCO, G.; CONTERA, M. & GROTTAS, D. (2001). Fatores de riesgo de trastornos conductuales y emocionales en la ninez: estudio comunitario en el Uruguay. Revista *Panamericana de Salud Publica*, 9(4), p. 211-218.

KOPP, C.B. (1989). Regulation of distress and negative emotions: a developmental view. *Developmental Psychology*, 25, p. 343-354.

KOVACS, M. & GOLDSTON, D. (1991). Cognitive and social cognitive development of depressed children and adolescents. *Journal American Academic Child Psychiatry*, 30, p. 388-392.

LARSSON, B. & MELIN, L. (1992). Prevalence and short--term stability of depressive symptoms in schoolchildren. *Acta Psychiatrica Scandinavica*, 85 (1), p. 17-22.

LAZARUS, R.S. & FOLKMAN, S. (1984). *Stress, appraisal, and coping*. Nova York: Springer.

LI, C.E.; DiGIUSEPPE, R. & FROH, J. (2006). The role of sex, gender and coping in adolescent depression. *Adolescence*, 41 (163), p. 409-415.

LIMA, D. (2004). Depressão e doença bipolar na infância e adolescência. *Jornal de Pediatria*, Porto Alegre, 80 (2), p. 11-20.

LIMA, I.V.M.; SOUGEY, E.B. & VALLADA, H.P. (2004). Genética dos Transtornos Afetivos. *Revista de Psiquiatria Clínica* [Disponível em http://www.hcnet.usp.br/ipq/revista/index.html].

LIMA, R.F. (2011). *Sintomas depressivos e funções cognitivas em crianças com dislexia do desenvolvimento*. Dissertação de Mestrado, Ciências Médicas. Campinas: Unicamp.

LISBOA, C.; KOLLER, S.H.; RIBAS, F.F.; BITENCOURT, K.; OLIVEIRA, L.; PORCIUNCULA, L.P. & DE MARCHI, R.B. (2002). Estratégias de *coping* de crianças vítimas e não vítimas de violência doméstica. *Psicologia: Reflexão e Crítica*, Porto Alegre, 15 (2), p. 345-362.

MATOS, E.G.; MATOS, T.M.G. & MATOS, G.M.G. (2006). Depressão melancólica e depressão atípica: aspectos clínicos e psicodinâmicos. *Estudos em Psicologia*, 23 (2), p. 173-179.

MARTINELLI, S.C. (2001). Os aspectos afetivos das dificuldades de aprendizagem. In: SISTO, F.F.; BORUCHOVITCH, E.; FINI, L.D.T.; BRENELLI, R.P. & MARTINELLI, S.C. *Dificuldade de aprendizagem no contexto psicopedagógico*. Petrópolis: Vozes, p. 99-121.

McCAULEY, E.; BURKE, P.; MITCHELL, J.R. & MOSS, S. (1988). Cognitive attributes of depression in children and adolescents. *Journal Consulting and Clinical Psychology*, 56 (6), p. 903-908.

McCABE, M.; RICCIARDELLI, L. & BANFIELD, S. (2011). Depressive Symptoms and Psychosocial Functioning in Preadolescent Children. *Depression Research and Treatment*, 2011, p. 1.155-1.165.

McCORMICK, C.B.; MILLER, G. & PREESLEY, M. (1989). *Cognitive Strategy research from basic research to educational applications*. [s.l.]: Springer-Verlag.

MEDEIROS, P.C.; LOUREIRO, S.R.; LINHARES, M.B.M. & MARTURANO, E.D. (2000). A autoeficácia e os aspectos comportamentais de crianças com dificuldade de aprendizagem. *Psicologia: Reflexão e Crítica*, Porto Alegre, 13 (3), p. 327-336.

MENDELS, J. (1972). *Conceitos de depressão*. Tradução: Claudia Moraes Rêgo. Rio de Janeiro: Livros Técnicos e Científicos.

MENDES, A.V. (2012). *Crianças que convivem com a depressão materna*: indicadores cognitivos, comportamentais e de psicopatologia infantil. Tese de Doutorado. Ribeirão Preto: Faculdade de Medicina de Ribeirão Preto/USP.

MIELNIK, I. (1993). Mãe, pai e filhos: encontros e desencontros. São Paulo: Hucitec.

MILLER, J. (2003). *O livro de referência para a depressão infantil*. Tradução: M.M. Tera. São Paulo: M. Books.

MOKROS, H.B., POZNANSKI, E.O. & MERRICK, W.A. (1989). Depression and Learning Disabilities in Children: A test of an Hypothesis. *Journal of Learning Disabilities*, 22 (4), p. 230-233 e 244.

MORENO, R.A. & MORENO, D.H. (1994). Transtornos de humor na infância e na adolescência. In: ASSUMPÇÃO, F.B.J. *Psiquiatria da infância e da adolescência*. São Paulo: Maltese.

NOLEN-HOEKSEMA, S.; GIRGUS, J.S. & SELIGMAN, M. (1994). The Emergence of Gender Differences in Depression During Adolescence. *Psychological Bulletin*, 115 (3), p. 424-443.

NUNES, A.N. (1990). Fracasso escolar e desamparo adquirido. *Psicologia: Teoria e Pesquisa*, Brasília, 6 (2), p. 139-154.

OLIVEIRA, E.A.; MARIN, A.H.; PIRES, F.B.; FRIZZO, G.B.; RAVANELLO, T. & ROSSATO, C. (2002). Estilos parentais autoritários e democrático-recíprocos intergeracionais, conflito conjugal e comportamentos de externalização e internalização. *Psicologia: Reflexão e Crítica*, Porto Alegre, 15, p. 1-11.

ORGANIZAÇÃO MUNDIAL DA SAÚDE – OMS (2009). *Classificação de transtornos mentais e de comportamento da CID-10*: descrições clínicas e diretrizes diagnósticas. Porto Alegre: Artes Médicas.

ORVASCHEL, H.; WEISSMAN, M.M. & KIDD, K.K. (1980). Children and depression – The children of depressed parents; the childhood of depressed patients; depression in children. *Journal of Affective Disorders*, 2 (1), p. 1-16.

PALLADINO, P.; POLI, P.; MASI, G. & MARCHESCHI, M. (2000). The relation between metacognition and depressive symptoms in preadolescents with learning disabilities: data in support of Borkowski's Model. *Learning Disabilities Research & Practice*, 15 (3), p. 142-148.

PATTEN, C.A.; GILLIN, J.C.; FARKAS, A.J.; GILPIN, E.A.; BERRY, C.C. & PIERCE, J.P. (1997). Depressive Symptoms in California Adolescents: Family Structure and Parental Support. *Journal Adolescence Health*, 20, p. 271-278.

PEKRUN, R.; GOETZ, T.; TITZ, W. & PERRY, R.P. (2002). Academic emotions in students' self-regulated learning and achievement: a program of qualitative and quantitative research. *Educational Psychologist*, 37 (2), p. 91-105.

PEREIRA, D.A.P. (2002). *Escala de avaliação de depressão para crianças*: um estudo de validação. Dissertação de Mestrado. Campinas: PUC-Campinas.

PEREIRA, D.A.P. & AMARAL, V.L.A.R. (2007). Validade e precisão da escala de avaliação de depressão para crianças. *Avaliação Psicológica*, Porto Alegre, 6 (2), p. 189-204.

_____ (2004). Escala de Avaliação de Depressão para Crianças: um estudo de validação. *Revista Estudos de Psicologia*, PUC-Campinas, 21 (1), p. 5-23.

PEREZ, M.V. & URQUIJO, S. (2001). Depresión en adolescentes: relaciones com el desempeño académico. *Psicologia Escolar e Educacional*, São Paulo, 5 (1), p. 49-58.

PFROMM NETTO, S. (1987). *Psicologia da aprendizagem e do ensino*. São Paulo: EPU.

PETTIT, G.S.; LAIRD, R.D.; DODGE, K.A.; BATES, J.E. & CRISS, M.M. (2001). Antecedents and Behavior-Problem Outcomes of Parental Monitoring and Psychological Control in Early Adolescence. *Child Development*, 72 (2), p. 583-598.

PLANALP, S. (1999). *Communicating Emotion*: Social, Moral and Cultural Process. Cambridge: Cambridge University Press.

PORTO, P.; HERMOLIN, M. & VENTURA, P. (2002). Alterações neuropsicológicas associadas à depressão. *Revista Brasileira de Terapia Comportamental e Cognitiva*, 4 (1), p. 63-70.

POZNANSKI, E.O. & MOKROS, H.B. (1999). *Children's Depression Rating Scale (CDRS-R) Revised*. 2. ed. Los Angeles, CA: Western Psychological Services.

PRATTA, E.M.M. & SANTOS, M.A. (2007). Família e adolescência: a influência do contexto familiar no desenvolvimento psicológico de seus membros. *Psicologia em Estudo*, 12 (2), p. 247-256.

RAMIRES, V.R.R.; BENETTI, S.P.C.; SILVA, F.J.L. & FLORES, G.G. (2012). Saúde mental de crianças no Brasil: uma revisão de literatura. *Interação em Psicologia*, 13 (2), p. 311-322.

RAMIRES, V.R.R.; PASSARINI, D.S.; FLORES, G.G. & SANTOS, L.G. (2009). Fatores de risco e problemas de saúde mental de crianças. *Arquivos Brasileiros de Psicologia*. 61(2), 1-14.

RAPPAPORT, C.R.; FIORI, W.R. & DAVIS, C. (1981). *Psicologia do Desenvolvimento*. São Paulo: EPU, vols. 1 a 4.

REIS, A.O.A.; MARAZINA, I.V. & GALLO, P.R. (2004). A humanização na saúde como instância libertadora. *Saúde e Sociedade*, São Paulo, 13 (3), p. 36-43.

REPPOLD, C.T.; PACHECO, J.; BARDAGI, M. & HUTZ, C.S. (2002). Prevenção de problemas de comportamento e desenvolvimento de competências psicossociais em crianças e adolescentes: uma análise das práticas educativas e dos estilos parentais. In: HUTZ, S.C. (org.). *Situações de risco e vulnerabilidade na infância e na adolescência*: aspectos teóricos e estratégia de intervenção. São Paulo: Casa do Psicólogo, p. 7-52.

REYNOLDS, W.M. & JOHNSTON, H.F. (1994). The Nature and Study of Depression in Children and Adolescents. In: REYNOLDS, W.M. *Handbook of Depression in Children and Adolescents*. Nova York: Plenum Press, p. 3-18.

ROCHA, T.H.R.; RIBEIRO, J.E.C.; PEREIRA, G.A.; AVEIRO, C.C. & SILVA, L.C.A. (2006). Sintomas depressivos em adolescentes de um colégio particular. *PsicoUSF*, 11 (1), p. 95-102.

RODRIGUES, M.J.S.F. (2000). O diagnóstico de depressão. *Psicologia USP*, São Paulo: 11 (1), p. 155-187.

ROLIM NETO, M.L. et al. (2011). Depressão infantil e desenvolvimento psicocognitivo: descrição das relações de causalidade. *Revista Brasileira de Crescimento e Desenvolvimento Humano*, 21 (3), p. 894-898.

SANDERS, M.R.; DADDS, M.R.; JOHNSTON, B.M. & CASH, R. (1992). Childhood Depression and Conduct Disorder: I. Behavioral, Affective, and Cognitive Aspects of Family Problem-Solving Interactions. *Journal of Abnormal Psychology*, 101 (3), p. 495-504.

SANTANA, P.R. (2008). *Suporte familiar, estilos parentais e sintomatologia depressiva*: Um estudo correlacional. Dissertação de Mestrado. Itatiba: Universidade São Francisco, Itatiba.

SCHWAN, S. & RAMIRES, V.R.R. (2011). Depressão em crianças: uma breve revisão de literatura. *Psicologia Argumento*, Curitiba, 29 (67), p. 457-468.

SCHWENGBER, D.D.S. & PICCININI, C.A. (2004). Depressão materna e interação mãe-bebê no final do primeiro ano de vida. *Psicologia: Teoria e Pesquisa*, Brasília, 20 (3), p. 233-240.

SERRÃO, F.; KLEIN, J.M. & GONÇALVES, A. (2007). Qualidade do sono e depressão: que relações sintomáticas em crianças de idade escolar. *PsicoUSF*, 12 (2), p. 257-268.

SIDERIDIS, G.D. (2005). Goal orientation, academic achievement and depression: evidence in favor of a revised goal theory framework. *Journal of Educational Psychology*, 97 (3), p. 366-375.

SIMÕES, M.R. (1999). A depressão em crianças e adolescentes: elementos para a sua avaliação e diagnóstico. *Psychologica*, 21, p. 27-64.

SOARES, M.U. (2003). *Estudos das variáveis do desenvolvimento infantil em crianças com e sem o diagnóstico de depressão*. Tese de Doutorado. Santa Maria: Universidade Federal de Santa Maria.

SOMMERHALDER, A. & STELA, F. (2001). Depressão na infância e o papel do professor. *Arquivos de Neuropsiquiatria*, São Paulo, vol. 59, suplemento 1. XVI Congresso brasileiro de neurologia e psiquiatria infantil, p. 200.

STALLARD, P. (2007). *Guia do terapeuta para os bons pensamentos, bons sentimentos* – Utilizando a terapia cognitivo-comportamental com crianças e adolescentes. Porto Alegre: Artmed.

STERNBERG, R. (2000). *Psicologia cognitiva*. Porto Alegre: Artes Médicas.

SUKIENNIK, P.; SEGAL, J.; SALLE, E.; PILTCHER, R.; TERUCHKIN, B. & PREUSSLER, C. (2000). Implicações da depressão e do risco de suicídio na escola durante a adolescência. *Adolescência Latino-americana*, 2 (1), p. 36-44.

TIMBREMONT, B.; BRAET, C. & DREESSEN, L. (2004). Assessing Depression in Youth: Relation Between the Children's Depression Inventory and a Structured Interview. *Journal of Clinical Child & Adolescent Psychology*, 33 (1), p. 149-157.

TOBIAS, S. (1985). Test Anxiety: Interference, defective skills and cognitive capacity. *Educational Psychologist*, 20 (3), p. 135-142.

VIKAN, A. & DIAS, M.G. (1996). Estratégias para o controle de emoções: um estudo transcultural entre crianças. *Arquivos Brasileiros de Psicologia*. Rio de Janeiro, 48, p. 80-95.

WATHIER, J.L.; DELL'AGLIO, D.D. & BANDEIRA, D.R. (2008). Análise fatorial do Inventário de Depressão Infantil (CDI) em amostra de jovens brasileiros. *Avaliação Psicológica*, 7 (1), p. 75-84.

WATTS, S.J. & MARKHAM, R.A. (2005). Etiology of Depression in Children. *Journal of Instructional Psychology*, 32 (3), p. 266-270.

WEBER, L.N.D.; PRADO, P.M. & VIEZZER, A.P. (2004). Identificação de estilos parentais: o ponto de vista dos pais e dos filhos. *Psicologia: Reflexão e Crítica*, Porto Alegre, 17 (3), p. 323-331.

WEINBERG, W.A.; McLEAN, A.; SNIDER, R.L.; NUCKOLS, A.S.; RINTELMANN, J.W.; ERWIN, P.R. & BRUMBACK, R.A. (1989). Depression, Learning Disability and school behavior problems. *Psychological Reports*, 64, p. 275-283.

WEISS, B.; WEISZ, J.R.; POLITANO, M.; CAREY, M.; NELSON, W.M. & FINCH, A.J. (1992). Relations among self-reported depressive symptoms in clinic-referred children versus adolescents. *Journal Abnormal Psychology*, 101 (3), p. 391-397.

WEISSMAN, M.M.; GAMMON, G.D.; JONH, K.; MERIKANGAS, K.R.; WARNER, V.; PRUSOF, B.A. & SHOLOMSKAS, D. (1987). Children of depressed parents, *Archives of General Psychiatry*, 44, p. 847-853.

WHITE, J. (1989). Depression. In: WHITE, J. *The Troubled adolescent*. Oxford: Pergamon Press, p. 111-142.

WOOLFOLK, A. (2000). *Psicologia da educação*. Porto Alegre: Artes Médicas.

WRIGHT, J.H.; BASCO, M.R. & THASE, M.E. (2008). *Aprendendo a terapia cognitivo-comportamental*: Um guia ilustrado. Tradução: M.G. Armando. Porto Alegre: Artmed [Obra original publicada em 2006].

WRIGHT-STRAWDERMAN, C. & WATSON, B.L. (1992). The prevalence of depressive symptoms in children with learning disabilities. *Journal of Learning Disabilities*, 25 (4), p. 258-264.

coleção Psicanálise e Educação

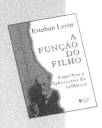
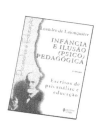
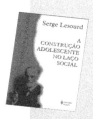
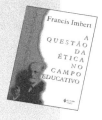
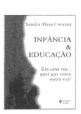
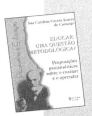
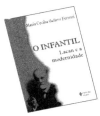
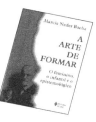
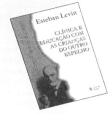
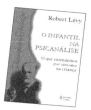
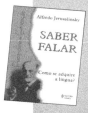

Conecte-se conosco:

 facebook.com/editoravozes

 @editoravozes

 @editora_vozes

 youtube.com/editoravozes

 +55 24 99267-9864

www.vozes.com.br

Conheça nossas lojas:

www.livrariavozes.com.br

Belo Horizonte – Brasília – Campinas – Cuiabá – Curitiba
Fortaleza – Juiz de Fora – Petrópolis – Recife – São Paulo

  Vozes de Bolso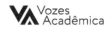

EDITORA VOZES LTDA.
Rua Frei Luís, 100 – Centro – Cep 25689-900 – Petrópolis, RJ
Tel.: (24) 2233-9000 – E-mail: vendas@vozes.com.br